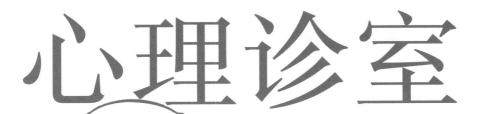

心理诊室

段颖　张峘宇　主编

的

故事

全国百佳图书出版单位
中国中医药出版社
·北京·

U0346486

图书在版编目（CIP）数据

心理诊室的故事 / 段颖，张峘宇主编 . —北京：中国中医药
出版社，2022.10（2023.7 重印）

ISBN 978 - 7 - 5132 - 7636 - 8

Ⅰ.①心…　Ⅱ.①段…②张…　Ⅲ.①精神疗法—普及
读物　Ⅳ.① R493-49

中国版本图书馆 CIP 数据核字（2022）第 090156 号

中国中医药出版社出版

北京经济技术开发区科创十三街 31 号院二区 8 号楼
邮政编码　100176
传真　010-64405721
河北品睿印刷有限公司印刷
各地新华书店经销

开本　880×1230　1/32　印张 5.5　字数 107 千字
2022 年 10 月第 1 版　2023 年 7 月第 2 次印刷
书号　ISBN 978 - 7 - 5132 - 7636 - 8

定价　48.00 元
网址　www.cptcm.com

服 务 热 线　010-64405510
购 书 热 线　010-89535836
维 权 打 假　010-64405753

微信服务号　**zgzyycbs**
微商城网址　**https://kdt.im/LIdUGr**
官 方 微 博　**http://e.weibo.com/cptcm**
天猫旗舰店网址　**https://zgzyycbs.tmall.com**

如有印装质量问题请与本社出版部联系（010-64405510）
版权专有　侵权必究

前言

　　心理健康是健康的重要组成部分，没有心理健康就没有健康。

　　随着我国社会经济的高速发展，人们的工作节奏、生活节奏日益加快，竞争压力越来越大，个人的期望、需求不断增加，抱怨、冲动、抑郁、焦虑、失眠等心理行为问题越来越多。

　　当前公众对心理健康相关知识了解普遍不足，心理健康问题得不到及时解决，精神障碍患病率逐年上升，患者社会功能受损甚至残疾，给患者和家人带来极大的痛苦和压力，也给社会带来沉重的负担。2019 年全国精神障碍流行病学调查结果显示，我国 18 岁以上人口各种精神障碍终生患病率为 16.6%。各种精神障碍患者寻求治疗的比率较低，总体上治疗率在 13.5% 左右。

　　为提升全民心理健康素养，减少社会偏见和歧视，改善讳疾忌医的状况，正确应对心理行为问题和常见的精神障碍，辽宁省精神卫生中心组织知名专家组成专业团队撰写了《心理诊室的故事》。本书共分九个部分，从百姓角度宣传大家关注的心理健康标准，以

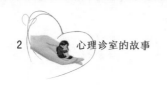

鲜活的案例故事讲述了二十余种最常见的成人、儿童和老年心理行为问题及精神障碍，如失眠、儿童青少年常见心理问题、多动症、孤独症、厌食症、焦虑障碍、抑郁症、双相情感障碍、躯体化障碍、疑病症、慢性疼痛、强迫症、酒精依赖及老年痴呆等。引领读者通过专家解读、应对方法、相关知识、健康贴士四部分，比较全面地了解常见心理行为问题和精神障碍的识别、预防、应对及康复指导，力争做到早发现、早治疗。希望通过本书，帮助大家解决心中的诸多疑问，期待大家都能有意识地学习相关科普知识，相信心理健康问题是可防可治的。关爱自己，成为自己心理健康的第一责任人。

本书内容科学准确，语言通俗易懂，可读性强，不仅可以作为科普读物，帮助普通公众了解心理健康相关知识，也可以作为精神卫生工作者，尤其是基层精神卫生防治人员进行医患沟通及心理健康教育的参考书。如有不足之处，诚恳希望各位读者提出宝贵的意见和建议，以便进一步完善。

段颖　张峘宇

2022 年 3 月

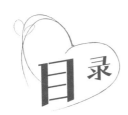

目录

心理健康篇

- 健康与心理健康
- 心理健康素养十条

酒精依赖篇

● 酒桌上的「血案」

● 喝『疯了』的李老汉

● 『跟踪』妻子的杨会计

中国是酿酒的王国，也是酒文化的故乡。"对酒当歌，人生几何""葡萄美酒夜光杯，欲饮琵琶马上催""今朝有酒今朝醉，明日愁来明日愁"……这些千古诗句流传至今，诉说的是古人与酒的情愫。

　　当今社会，饮酒行为更为普遍，尤其在重要节日、重要场合，酒成为必备饮品。酒是调节气氛的"兴奋剂"，是联络感情的"黏合胶"，也是自我解压的"逍遥丸"。但是，酒精是最常使用的成瘾物质之一，酒精滥用和酒精依赖将是我国面临的严重社会问题和医学问题。

酒桌上的"血案"

老马，50岁，从17岁开始喝酒，酒龄足足30年。老马开始时仅能喝1两白酒，现在几乎每天1斤以上。5年前，妻子因无法忍受与他离婚。此后，老马更加肆无忌惮，常常叫来他的好兄弟刚子一起喝酒，有时通宵达旦。

刚子比老马小两岁，酒龄不比老马短。刚子因喝酒患有高血压和糖尿病，2年前确诊脑梗死，抢救及时才捡回一条命，但出院不久又把酒捡了起来。

一天，老马招呼刚子到他家里喝酒。两个人从中午一直喝到傍晚，各自喝了1斤多白酒，进入半醉状态，一言不合，老马勃然大怒，操起酒瓶就往刚子头上砸。刚子躲闪不及，当场头破血流，昏死过去。老马还觉得不解气，又到屋外拿了一把斧头，朝刚子的头部砸了下去。

刚子头部多处骨折，颅内出血，抢救及时保住了性命。而老马因严重伤人被公安机关刑拘。

专家解读 ··

　　老马和刚子都是酒精依赖的典型表现。

　　他俩饮酒史都在 30 年以上，无法控制饮酒行为，饮酒量逐渐增加，饮酒是他们生活中最重要的事情，甚至不顾及工作和家庭。

　　不足 50 岁的刚子就已经患有高血压、糖尿病、脑梗死，都和长期大量饮酒有密切关系。长期大量饮酒还可以引起人格改变，使人变得自私、偏执、易怒、冲动等。老马对刚子完全不顾及兄弟情义大打出手，有人格改变因素，也有在酒精麻痹下的自我控制力下降的因素。

　　我国法律规定，醉酒的人对其他人造成伤害应当承担法律责任，等待老马的将是法律的制裁。酒桌上的血案给两个人及两个家庭造成严重伤害，本不该发生，但为时已晚，值得我们警醒。

应对方法 ··

　　酒精依赖最终的治疗目标是完全戒酒，要达到这一目标需要制订长期、综合的治疗方案。

1 戒断治疗

　　（1）一次性戒断治疗一般需要转诊至专科或精神科。根据酒精依赖及戒断的严重程度评估结果，使用苯二氮卓类药物替代治疗，同时给予维生素 B_1、叶酸等药物对症支持治疗。

　　（2）对于暂时不能进行酒精完全戒断的患者，应减少酒精的使用量和频率，保持低风险饮酒。低风险饮酒的标准为：每日饮酒不超过2个标准杯（1个"标准杯"相当于1罐啤酒或1杯葡萄酒或1小盅烈酒），1周内至少有2天不喝酒。

（3）当患者还缺乏完全戒断动机时，可采用减轻酒精依赖严重程度的治疗策略。具体包括以下措施：①对患者进行相关知识宣教，帮助认识酒精依赖可能造成的严重后果。②鼓励减少饮酒，同意逐渐减量最终达到戒断状态。③与患者一同讨论具体戒酒方案，帮助患者学习减少饮酒的方法等。

2 预防复饮

酒精依赖患者戒酒治疗成功后复饮率非常高，尤其是在治疗后6个月内复饮风险最高。复饮的预防措施包括药物维持治疗和心理、家庭、社会干预。

（1）药物维持治疗。目前国内除托吡酯（妥泰）有少数患者使用外，其余药物没有在临床上广泛应用。

（2）个体心理行为干预。不断强化治疗动机，帮助患者解决可能引起复饮的因素，如生活压力事件、人际冲突、疼痛、失眠等。避免参加饮酒的高危场合，远离不良人际交往。帮助患者处理渴求，推荐使用3-D疗法，具体为：①延迟。将饮酒决定延迟1小时，也许会饮酒/也许不会饮酒，但可稍后再做决定，那时渴求程度已经下降。②分散注意力。在这1小时内，将患者注意力从酒中转移开，去关注其他的活动。③停止。1小时后可以告诉自己，"我们已经成功控制了酒瘾发作，下次一定也可以。"与医生或医疗机构保持联系，定期接受后续随访服务。

（3）家庭干预。主要是改变家庭环境，为患者建立健康的家庭生活方式。

（4）社会干预。主要是改变社会环境，鼓励患者参加社会团体组织。

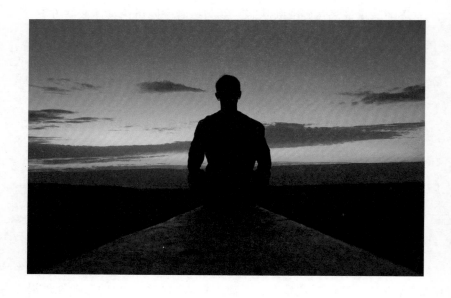

喝"疯了"的李老汉

李老汉"喝疯"了，这一消息不胫而走，不到半天时间就传遍了整个小山村。

李老汉，今年 62 岁，他有一个嗜好，喜欢喝酒。李老汉的酒越喝越频繁，酒量也逐渐增长，原来一顿不到 2 两白酒，后来一顿半斤，有时半夜起来也喝上几口。

3 天前，妻子见李老汉整日醉醺醺地，一气之下将家中的酒瓶都砸碎了，并以离婚相要挟，李老汉见状痛下决心，发誓从此彻底戒酒。可是，两天后就出事了。他突然就不认识人了，连妻子都不认识，大喊大叫、紧张恐惧、四肢震颤、大汗淋漓，一会儿说屋里都是毒蛇、老鼠和蜘蛛，一会儿又说屋里有鬼，拿着菜刀四处挥舞。

村里的老人认为李老汉是"撞邪"了，把邻村的巫医请来现场施法，但李老汉仍然"疯癫"，丝毫没有改善，最后草草收场。

妻子见状赶紧给儿子打电话，儿子火速赶回，将李老汉送往精神专科医院治疗。

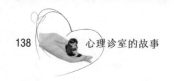

专家解读

李老汉的情况属于酒精戒断综合征——震颤谵妄状态。

伴有震颤谵妄的酒精戒断综合征是一种比较常见、严重的戒断反应。李老汉长期饮酒早已形成了酒精依赖，在其妻子的"要挟"下突然中断饮酒，血液中酒精浓度断崖式下降，躯体短时间内无法适应，引起一系列症状。

李老汉的戒断症状特点是意识障碍，不认识人，分不清白天黑夜，兴奋、大喊大叫、行为紊乱。同时他还出现了大量的恐怖性幻觉，如看到了毒蛇、老鼠和蜘蛛等动物。受幻觉影响，李老汉表现出紧张、恐惧，拿着菜刀四处挥舞，很容易出现各种危险。李老汉另一个特征性症状是四肢肌肉粗大震颤，伴有植物神经紊乱症状，如大汗淋漓、心慌等，情形非常凶险。如果处理不当，常因高热、脱水、衰竭、感染、外伤而死亡，死亡率为5%左右。生活中因酒精戒断反应造成的严重后果比比皆是，应引起我们足够的重视。

应对方法

伴有震颤谵妄的酒精戒断综合征需要住院治疗。

1 药物治疗

入院后，医生对李老汉酒精戒断程度和躯体状况进行了全面评估，按照诊疗常规，给予了酒精脱瘾替代治疗和促进酒精代谢、纠正离子紊乱及大量 B 族维生素等对症支持治疗。半个月后李老汉的症状消失了，他对这几天发生的事情不能回忆，说自己像做梦一样。

2 心理治疗

李老汉意识清晰，戒断症状好转后，通过认知行为治疗帮助李老汉认识饮酒对身体和精神造成的危害，提高其认识，进一步强化治疗动机。为防止李老汉出院后复饮，医生又指导他学会自我控制和预防复饮的应对技巧。

"跟踪"妻子的杨会计

　　杨会计，男，50岁。他有饮酒的习惯，平常下班回家后喜欢自斟自饮，这一习惯已经保持了10多年。

　　最近1年来，杨会计有一个明显的变化，就是无端猜疑妻子有外遇，认为她跟单位的领导有不正当男女关系。刚开始，杨会计偷偷地翻看妻子的手机。后来，他开始暗中跟踪妻子，见到她与异性接触，回家便不断盘问接触细节。有一次，他竟然跑到妻子单位找领导理论，吵闹不休。他说单位领导利用职权长期霸占自己的妻子，并扬言要到中央揭发这个领导的罪行。最近半年，他说妻子除了跟单位领导有不正当关系外，还与小区保安、邻居也有不正当关系，弄得妻子百口莫辩，而他的想法却越来越坚定，妻子走到哪里他就跟踪到哪里。

　　妻子见杨会计出现了精神问题，哄骗他来到精神专科医院就诊。

专家解读 ···

杨会计患的是酒精所致的精神病性障碍。

杨会计平时工作非常认真，压力较大，他没有选择健康的方式如体育锻炼、书画等来缓解工作压力，而是选择了用酒精来麻痹自己，寻求一时放松，久而久之逐渐形成了酒精依赖。

酒精对大脑具有神经毒性作用，长期饮酒可引起大脑结构和功能改变，可以产生被害妄想、关系妄想、嫉妒妄想、言语性幻听等精神病性症状。

杨会计对妻子的"看法"也经历了一个演变的过程，从开始时的猜疑，逐渐发展成坚定不移的歪曲信念，坚信妻子与他人有不正当男女关系，坚信对象也不断扩大，开始是单位领导，后期到小区保安、邻居。这一歪曲信念无法通过妻子的解释、保证来改变和消除，这就是嫉妒妄想。杨会计的嫉妒妄想明显影响到他的行为，只要有空他就跟踪妻子，甚至到妻子单位找领导理论、吵闹，令人哭笑不得。

应对方法 ···

杨会计入院后，根据杨会计的症状，联合了药物和心理治疗。

1 **药物治疗**

首先给予他酒精脱瘾替代治疗，1周后戒断反应基本消失，但嫉妒妄想等症状没有明显改善，故又联合了小剂量抗精神病药物治疗精神病性症状。

2 心理治疗

通过认知行为治疗帮助杨会计认识饮酒的危害，预防复饮，建议杨会计参加戒酒互助会。

1个月后，杨会计的精神症状开始动摇，看妻子的眼神柔和了许多，脸上的笑容逐渐多了起来。1个半月后，杨会计的精神症状基本消失并办理出院。医生叮嘱他要坚决做到滴酒不沾，坚持服用抗精神病药物半年左右，养成健康的生活习惯，定期门诊复查。

半年后，杨会计的精神症状完全消失，也逐渐停服药物。久违的和谐氛围又回归到了这个家庭。

相关知识 ···

1 酒精属于成瘾性物质，又称精神活性物质，能够影响人的情绪、行为，改变意识状态，并引起依赖。

2 酒精依赖综合征是指长期反复饮酒所致的对酒精渴求的心理状态，以及停饮后出现的心理、躯体的特殊反应，可连续或周期性出现，包括心理依赖和生理依赖。

3 酒精戒断综合征是在反复地、长时间和（或）高剂量的使用酒精后，在最后一次饮酒停饮或减量后出现的一组症状，往往发生在停饮6～8小时。严重者会出现癫痫发作和震颤谵妄，这两种情况非常危急，有生命危险，需要住院治疗。

4 酒精所致精神障碍是指由于长期或大量饮酒，在无明显意识障碍的情况下，出现幻觉、妄想等精神病性症状。酒精所致精神障碍包括酒精所致幻觉症、酒精所致嫉妒妄想症等。

5 长期大量饮酒还可以引起酒精中毒性脑病，包括韦尼克脑病、酒精中毒性遗忘综合征、酒精中毒性痴呆。酒精中毒性脑病属于器质性脑病，目前还没有特殊有效的治疗办法，预后不理想。韦尼克脑病可给予维生素 B1 治疗（急性期肌注为主），酒精中毒性痴呆可给予抗痴呆药物治疗。

健康贴士

1. 向大家推荐酒精依赖筛查自评问卷，一共有 4 个简单易懂的问题，如果有 2 个问题回答肯定，即怀疑有酒精依赖的可能。

（1）你有没有感到你应该戒酒？

（2）当别人责备你的饮酒情况时，你是否感到不高兴？

（3）你是否对自己的饮酒问题感到内疚、自责？

（4）你是否一睁开眼睛就要喝酒以免不适？

2. 当您出现肝肾功能异常时应该考虑是否与饮酒有关，需要积极就医。

3. 目前国内已经形成各类以戒酒为目的互助团体，如戒酒互助会。戒酒互助会也叫匿名戒酒会，旨在通过彼此交流经历、互相支持、互相鼓励，努力解决共同的问题并帮助他人戒除酒瘾，恢复健康。会中成员一般只称姓氏首字母。

中国戒酒互助组织官网：http://www.aa.china.org.

老年痴呆篇

『拿东忘西』的徐阿姨
『不再精明』的贺主任

如果有一天，你最爱的人不记得自己刚刚说过的话、做过的事，找不到回家的路，甚至忘记了曾经朝夕相处的你，更忘记了他自己是谁！这样的心酸情景经常在电视中上演，让越来越多的人认识到老年痴呆这种疾病。

人口老龄化是全世界共同存在的问题。衰老是人生的必经之路，如何从容应对衰老，是每个人都要面对的最重要的生命课题。截至 2019 年底，我国 65 岁以上人口数约 1.76 亿，65 岁以上老年人口痴呆患病率为 5.6%，痴呆防治刻不容缓。

电视剧《都挺好》全网热播，剧中苏大强这个"作妖人物"也走入了我们的视野。他的言行虽然让人觉得不可理喻，但是他也很可怜。晚年的苏大强患了老年痴呆，他的很多不可理喻的行为，其实是老年痴呆的典型表现。

健康与心理健康

1 健康

健康是一个动态且不断发展的概念。人类的健康观是随着社会的发展、科技的进步、生活水平的提高及人对自身的不断深入了解而变化的，传统的健康观念是"无病即健康"。

1948 年，世界卫生组织在其《宪章》中提出了著名的健康新概念："健康不仅仅是没有疾病和不虚弱，而且是身体上、心理上和社会适应能力上三方面的完美状态。"1989 年，在此基础上又增加了道德健康，因此目前健康的概念包括躯体健康、心理健康、社会适应健康和道德健康四个层次，它们相辅相成，相互渗透，缺一不可。

2 心理健康

心理健康又称精神健康，是指心理的各个方面及活动过程处于一种良好或正常的状态。心理健康的理想状态是保持性格完好、智力正常、认知正确、情感适当、意志合理、态度积极、行为恰当、适应良好的状态。

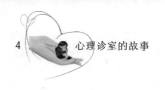

人本主义心理学家马斯洛提出的心理健康十条标准，因为易理解和易操作受到较多国家的认同。

（1）有充分的自我安全感。

（2）能充分了解自己，并能恰当地估价自己的能力。

（3）生活理想切合实际。

（4）不脱离周围现实环境。

（5）能保持人格的完整、和谐。

（6）善于从经验中学习。

（7）能保持良好的人际关系。

（8）能适度地宣泄和控制情绪。

（9）在符合团体要求的前提下，能有限度地发挥个性。

（10）在不违背社会规范的前提下，能适当地满足个人的基本需求。

上述十条标准，是一种理想化的要求，实际上大多数人不会完全符合这十条，少部分人有心理疾病，需要进行治疗。

3 判断心理异常三原则

心理是客观现实的反映，是脑的机能。以下三条原则可作为确定心理正常与异常的依据。

（1）主观世界与客观世界的统一性原则。正常的心理活动和行为应该与客观环境一致。如果一个人说他看到或听到了什么，而客观世界中并不存在，则可推断产生了幻觉。如果一个人的思维内容脱离现实或思维逻辑背离客观规律，则可推断产生了妄想。当出现幻觉和妄想时，不能主动审视自己的心理活动与客观环境的一致性，提示心理异常。

（2）心理活动的内在协调性原则。人的心理活动可分为认知、情绪情感、意志行为等部分。如果各种心理过程之间不能协调一致，就会产生异常的心理和行为。如面对应该高兴的事却悲伤，面对非常悲伤的事却开心，就是异常心理了。

（3）人格的相对稳定性原则。每个人在长期的生活积累中，都会形成自己独特的人格。人格一旦形成，便相对稳定。如果一个人的人格忽然发生变化，如一个热情开朗的人忽然变得郁郁寡欢，一个热心助人的人忽然变得冷漠无情，这些偏离了正常轨道的精神活动就属于异常心理。

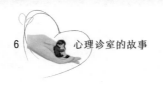

心理健康素养十条

2018 年，国家卫生健康委员会发布了《心理健康素养十条》，具体内容如下：

第一条：心理健康是健康的重要组成部分，身心健康密切关联、相互影响。一个健康的人，不仅在身体方面是健康的，在心理方面也是健康的。心理健康事关个人幸福，家庭和睦，社会和谐。同时，心理健康与身体健康之间也存在着密切的关联。

第二条：适量运动有益于情绪健康，可预防、缓解焦虑抑郁。运动是健康生活方式的核心内容之一，对于心理健康也有帮助和益处。坚持适量运动，每周 3 ～ 5 天，每天锻炼 30 分钟以上，对于预防和缓解焦虑抑郁更为有效。

第三条：出现心理问题积极求助，是负责任、有智慧的表现。有心理问题时求助于专业人员，既不等于有病，也不等于病情严重。可求助于医院的相关科室、专业的心理咨询机构和社工机构等。求助内容包括：寻求专业评估和诊断、获得心理健康知识教育、接受心理咨询、心理治疗与药物治疗等。

第四条：睡不好，别忽视，可能是心身健康问题。常见的睡眠问题包括入睡困难、早醒、夜间醒后难以入睡、经常做噩梦等。睡眠质量是心身健康的综合表现，睡眠不良提示存在心理问题或生理问题，是心身健康不可忽视的警示信号。

第五条：抑郁焦虑可有效防治，需及早评估，积极治疗。抑郁症和焦虑症都是常见的心理疾病。要提高对自身情绪健康的觉察能力，及时寻求科学的评估方法，尽早求治，防止问题加重。抑郁症、焦虑症可以通过药物治疗、心理治疗或两者相结合而治愈。

第六条：服用精神类药物需遵医嘱，不滥用，不自行减停。药物治疗是针对许多心理疾病常用而有效的治疗方式之一，精神类药物必须在精神科医生的指导下使用，不得自己任意使用。在用药期间，要把自己的实际情况及时反馈给医生，按时复诊，听从医生的指导进行药物调整。在病情得到有效的控制后，应继续听从医生的用药指导，不可急于停药。自己任意调整药量甚至停止用药可能带来病情复发或恶化的风险。

第七条：儿童心理发展有规律，要多了解，多尊重，科学引导。儿童心理发展是先天因素与环境因素共同作用的结果。家庭是最重要的环境因素，良好的家庭氛围有益于儿童的身心健康。要了解儿童发展的特点，理性看待孩子之间的差异，尊重每个孩子自身的发展节奏和特点。比奖惩更有成效的，是理解并尊重孩子的情绪和需求，科学引导。养育者需要管理好自己的情绪，在养育孩子的

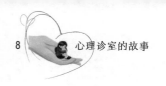

过程中不断地学习、反思和成长。要把握好尺度，既要支持引导，又不要急于干预。养育者有时可能会夸大或忽视孩子的问题，要开放地听取他人的反馈，或向专业人员求助。

第八条：预防老年痴呆症，要多运动，多用脑，多接触社会。老年痴呆是一种发生于老年期的退行性脑病，目前尚无特效药物能达到治愈效果，所以早期识别和干预尤为重要。通过认知功能评估可早期发现老年痴呆，健康的生活方式有助于预防老年痴呆。

第九条：要理解和关怀心理疾病患者，不歧视，不排斥。人们对于精神心理疾病的恐惧和排斥很多是出于对疾病的不了解。实际上，精神心理疾病在得到有效治疗后，可以缓解乃至康复。因此，精神心理疾病患者经过有效治疗，症状得到控制后，可以承担家庭功能、工作职能与社会角色。对于能够维持工作能力的精神心理疾病患者，提供适当的工作和生活环境，有利于病情的好转和康复。

第十条：用科学的方法缓解压力，不逃避，不消极。通过学习科学有效的减压方式可以更好地应对压力，维护心身健康。判断什么是科学的减压方式，主要看这种方式是否有利于更好地应对现实问题，是否有利于长远的心身健康。而吸烟、饮酒、过度购物、沉迷游戏等方式不可取。

睡眠篇

被『瞌睡虫』戏弄的初中生

『总是想太多』的刘老板

每天失眠的『煎饼侠』

『睡不着起床难』的小职男

人的一生中，有 1/3 的时间在睡眠中度过。充足的睡眠、均衡的饮食和适当的运动已成为国际社会公认的三项健康标准。国际精神卫生组织将每年的 3 月 21 日确立为"世界睡眠日"，提醒人们关注睡眠健康和睡眠质量。

　　谷爱凌，2022 年北京冬奥会最火的体育明星，她不仅是自由式滑雪冠军，还以优异的成绩考上了斯坦福大学。她集美貌、智慧、勇敢于一身，深受人们的喜爱。更让人惊讶的是，她在接受采访时说："我有个秘密武器，就是从小每晚都要睡 10 个小时的觉。只有睡好了，其他的事才能做到更好！"可见，充足的睡眠对人的健康和成长是多么重要。

　　在睡眠门诊，每天都会遇到各种受睡眠问题困扰的人。

　　"每晚做梦，是睡眠质量不好吗？"

　　"这一夜翻来覆去像烙饼似的，太煎熬了！"

　　"我入睡难，起床更难，真是太难受了！"

　　……

"瞌睡虫"戏弄的初中生

彤彤，是一个初中生，妈妈陪同就诊。一进门，妈妈就迫不及待地说："医生，这孩子都让我愁死了！让她好好学习，就是不听话，还跟我发脾气，说再逼她就不上学了……"看着彤彤，她给医生的第一印象是精神萎靡，哈欠连天。

彤彤以前一直乖巧懂事，成绩优异。但是，老师反映她最近上课时注意力不集中，反应慢，时常打瞌睡，成绩明显下滑。

彤彤抬起头，非常无奈地说："医生，我没有心理问题，我不是不想学习，就是太困了！"

随着交谈的深入，医生了解到彤彤的成绩虽然不错，但是距离考上重点高中还是有一定差距的。望女成凤的妈妈非常着急，从初二暑假开始，就给彤彤报了很多补习班。彤彤每天都要学习到晚上12：00以后，早上6：00就要起床，因此她每晚睡眠不到6小时！

彤彤的心理测试结果显示：轻度焦虑，没有抑郁症状。

专家解读 ••

彤彤存在的是"睡眠剥夺"问题。

虽然每个人需要的睡眠时间不尽相同，一般建议 6 ～ 8 小时，但是青少年需要更多的睡眠时间，所以不足 6 小时的睡眠时间对于彤彤来说是远远不够的。

在睡眠门诊，睡眠剥夺是一个很常见的现象，高危人群为中学生和中青年人。睡眠剥夺指各种原因导致的睡眠缺失或睡眠时间严重不足。如学生为了重要的考试，公司员工为了完成紧急的任务，往往会刻意缩减甚至舍弃自己的睡眠时间，投入到紧张的学习和工作中。

短期的睡眠剥夺不会对身体造成严重的影响。但长期的睡眠剥夺，就容易出现身体和心理问题，如注意力难以集中，记忆力下降，甚至抑郁、焦虑，学习和工作也会受到严重影响。

睡眠剥夺不容忽视，如果睡眠剥夺严重影响生活、学习和工作，请及时就医。

应对方法 ••

针对彤彤的问题，给予以下建议：

1. 充分休息，补足缺失的睡眠。

2. 制订合理的学习目标，循序渐进。尽量缩减补习时间，保证晚间 6 ～ 7 小时的睡眠时间。

3. 每天睡前按照医生的指导做放松训练来缓解焦虑。

1 个月后复诊，彤彤已经是个阳光的女孩了。后来随访了解到，彤彤虽然没有考上当地最好的高中，但是妈妈也理解了孩子。她说："孩子的人生路很长，可以不断地努力。健康是第一位的，如果没有健康，什么事都做不成。"

相关知识 ••

1 睡眠常识

（1）人的睡眠与清醒，实际上是由大脑来支配的。清醒时间越长，困意越浓，脑电波频率会逐渐减慢，慢到每秒出现 4 ～ 7 个脑电波的时候，人就进入了浅睡期（N1、N2 期）。

（2）人在前半夜会有一段深睡期（N3 期），这时是不容易被叫醒的。N3 期占整晚睡眠时间的 15% 左右。N3 期对人恢复精力非常重要，属于核心睡眠。很多睡眠质量差的人白天觉得精力不足，原因之一就是 N3 期的减少甚至缺失。N3 期大多发生于晚上 11：00 ～ 12：00，想要有高质量的睡眠，不要熬夜，要早睡早起。错过了深睡期，睡眠质量会严重下降。

（3）每个睡眠周期正常会有 20 分钟左右的快速眼动睡眠期（R 期）。多数的梦境发生在 R 期，如果习惯于在 R 期醒来，就会经常有做梦的感觉。经常有人因为做梦而烦恼，觉得做梦会影响睡眠质量。做梦本身不是病，而是正常的生理现象，每晚有 4 ～ 6

个梦是正常的。很多研究证实，爱做梦的人往往是大脑细胞比较活跃，思维敏捷，智商较高的一部分人，所以你不必因为做梦而烦恼。

（4）很多人不会一觉睡到天亮，这很正常。每晚大约有 4～6 个睡眠周期，每个周期 90～120 分钟。期间会伴有短暂的觉醒，所以即使夜间醒来几次，只要在半小时内能再次入睡，也属于正常。

2 睡眠作用

（1）利于人体能量储存。在睡觉时，人体大部分时间处于比较低的代谢水平，耗能最少，合成能量加强，有助于能量的储存。

（2）排出大脑代谢产物。人在思考时，大脑代谢产物会不断累积。睡眠过程中，大脑可以高效清除这些代谢产物，从而恢复脑活力。

（3）增强人体免疫功能。你有没有发现，感冒发烧时自己会经常想睡觉？充足的睡眠有助于人从感染中康复。长期的睡眠质量差会使机体免疫力降低，从而增加病毒感染的机会。

（4）促进儿童生长发育。深睡期多出现在前半夜，是儿童生长激素分泌的重要时期，让孩子在晚上 11:00 前上床睡觉是保证生长发育的关键。

（5）增强学习与记忆。越来越多的研究发现，如果努力学习一段时间后立即进入睡眠状态，对所学的内容有加强作用，知识的巩固依赖于学习之后的睡眠。

健康贴士

睡眠卫生第 1 课：

1. 精力检验睡眠

每天你不一定必须睡到 8 小时才足够，无论睡多久，只要第 2 天精力是足够的，那么你的睡眠就是足够的。

2. 同一时刻起床

早晨同一时刻起床会带来夜晚同一时刻就寝，能帮助建立"生物钟"。1 周 7 天皆是如此。

3. 进行规律锻炼

制定规律的锻炼时间表，适当锻炼可以帮助你减轻入睡困难并加深睡眠，但不要在睡前 3 小时锻炼。

4. 确保舒适就寝

舒适、安静的睡眠环境能帮助你减少夜间频繁醒来的可能，有些噪声虽然不能把你吵醒，但是也会影响你的睡眠质量。如果铺上地毯，拉上窗帘，关上门，可能会有所帮助。

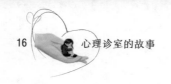

"总是想太多"的刘老板

刘老板，一位50多岁的男士，虽然叫他"刘老板"，其实并不是什么大老板，是间断来睡眠门诊开安眠药的患者。

刘老板的一儿一女都已成家立业，日子过得幸福，但是他就是爱操心。生活中只要有一点事儿，如女儿女婿吵架了，店里收入少了或者自己身体不舒服了，他就胡思乱想。然后，他就会有几天睡不好觉，来找医生开点安眠药。

最近，刘老板又失眠了。问他缘由，他说："一周前，我睡前喝了很多水，晚上频繁去厕所，醒了七八次，一夜没睡好。第二天，我总担心半夜醒来，就失眠了，给我开点安眠药吧！"

专家解读 ••

刘老板患的是短期失眠。

刘老板对睡眠有严重的预期性焦虑。对于睡眠这件事，他认为只有睡一个完整的觉才是正常的。每天睡觉前他都很担心自己会在半夜醒来，醒来后又担心不能顺利入睡，这种焦虑的情绪影响了他的睡眠。时间一长，本来他只是偶尔半夜醒来一两次，却逐渐变得整晚睡不着。

通俗地说，失眠就是即使有充足的睡眠机会和舒适的睡眠环境，仍然会失去睡眠。就诊者常常说"睡不着、睡不好、睡得浅、多梦易醒或者比平常醒得早"，以至于白天精力不足，影响正常的生活、工作和学习，甚至会引发焦虑、抑郁及其他情绪问题。

应对方法 ••

医生告诉刘老板："你不用在意半夜睡醒这件事，正常的睡眠就是分段的。你可能在任意一段时间醒来，起来上个厕所，或者喝点水，但这并不影响你的睡眠。你失眠的原因不是半夜睡醒，而是你对半夜睡醒这件事的过度担心。"他听完解释恍然大悟："原来是我的错误想法，把我拖入了睡不着觉这个坑！"

再次见到刘老板，已经是1周后的事。他说："医生，上次你跟我说的话，对我影响很大，我尝试不去在意半夜醒来，还真的放松了，有觉了！这次没吃安眠药，我自己也调整过来了，心理作用真是太神奇了！"

相关知识 ••

1 医学认为，容易失眠的人很可能自带一些易感因素。主要易感因素是遗传，如你的妈妈、姥姥容易失眠，你可能也容易失眠。另一个易感因素是心理及性格特点，如果你遇到什么事都想太多，或者没有乐观的心态去面对一些困难，反复忧虑，那么也容易失眠。

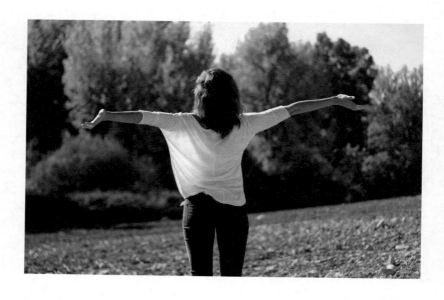

2 人生不如意事十之八九，如考试失利、竞聘失败、失恋，都可能会让你感到烦恼，加之你本来就有易感因素，那么发生一点点不愉快的事，可能就会失眠。

3 排除疾病、药物所致，不超过 3 个月的失眠为短期失眠。超过 3 个月，每周大于 3 次的失眠则为慢性失眠。

4 短暂的失眠，只要烦恼的事情解决了，睡眠问题就会慢慢好转。所以，短期有诱发因素的失眠，首选的治疗方法不是服用安眠药。医生首先要对你的心理因素进行分析，并对你进行适当的睡眠教育，绝大多数患者是可以康复的。如果不能自行调整，可以首先服用中成药，如果无效可以小剂量、间断服用成瘾性较小的安眠药物，建议用药时间不超过 1 个月。

如果出现睡眠问题，可以在家先做一些简单的小测试，初步了解自己的睡眠情况。（详见附录表 2：失眠严重指数量表）

健康贴士

睡眠卫生第 2 课：

1. 卧室温度适宜

就寝环境过冷或过热都会影响睡眠。

2. 不要空腹上床

饥饿可能会影响睡眠，睡前可以吃少量零食助眠，以淀粉类食物为主，避免吃过于油腻、难消化的食物，禁忌暴饮暴食。

3. 避免过度饮水

过度饮水，可导致夜间尿频，进而影响睡眠。

4. 不喝兴奋饮品

无论是白天还是夜间，喝咖啡或者含有咖啡因的饮料，都可能引起入睡困难，夜间频繁醒来及睡眠浅。

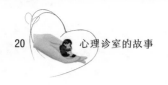

每天失眠的"煎饼侠"

　　姜工程师，男，45岁，两年来一直睡眠不好。他每天晚上11∶00上床，不知辗转反侧多少回，直到凌晨1∶00才能睡着。早上5∶00会准时醒，就再也睡不着了，但是他仍然躺在床上，希望能再眯一会儿，直到7∶00才起床。他白天总是很困，每天能午睡1～2小时。他说自己每晚睡觉像"烙饼"一样，翻来覆去也睡不着，活脱脱像个"煎饼侠"。长期睡不好使他每天头昏脑胀，注意力不集中，记忆力下降，工作经常拖延，有时出现失误。但是怕服用安眠药上瘾，他硬是苦撑了两年才来就诊。

专家解读 ....

　　姜工程师患的是慢性失眠。

　　导致慢性失眠的因素是维持因素，即姜工程师做的一些事或者一些睡眠习惯，导致了他长期失眠。如担心睡不够，他就早早上床做准备；因为前一晚睡得不好而赖床，让自己多睡一会儿；每天还要午睡补觉等。这些做法看似合理，却慢慢"偷走"了他的睡眠。

早早上床，睡醒了还赖在床上会造成他在床上清醒的时间大大增加，降低睡眠效率；午睡过久，晚上就会更没有困意，再次失眠。久而久之，形成恶性循环，将他卷入了长期失眠的漩涡。

可以看出，姜工程师目前有四大痛苦：入睡难、早醒、睡眠少、白天困。两个行为错误：睡不着还躺在床上和午睡太久。姜工程师目前的睡眠效率为 62.5%，明显低于正常人群。

应对方法 ●●●●●●●●●●●●●●●●●●●●●●●●●●●●●●●●●●●●

根据姜工程师的实际情况，医生为其制订了"睡眠限制"计划。

1. 每天记录睡眠日记（详见附录表 3）。

2. 固定早上起床时间，根据工作需要，暂定早上 7：00。

3. 根据他的睡眠时间 5 小时，往前推 5 小时，得出他应该在凌晨 2：00 上床。

4. 连续休息 1 周，保持 2：00 上床，7：00 起床。第 2 周根据他的睡眠日记推算出睡眠效率如果高于 85%，下周就把上床时间提前 30 分钟，凌晨 1：30 上床。1 周后再次评估睡眠效率，如持续保持 85% 以上，再把上床时间提前 30 分钟，直到姜工对自己的睡眠情况和第 2 天的精神状态满意为止。在这个过程中，睡眠效率会反复波动，如果睡眠效率又低于 85%，可以把他的上床时间再次推迟到上次的时间。

5. 不要午睡。避免午睡时间过长，影响夜间睡眠。

6. 谨记注意事项。确定好起床时间后，再困都要按时起床。往前推算上床时间时，要保证至少有 5 小时睡眠。也就是说，哪怕目前睡眠时间算下来只有 3 小时，也要从 5 小时开始调整。在不准上床的时间里，可以看书、写字、做家务等让自己忙起来，保持清醒。

姜工程师按照"睡眠限制"进行认知行为治疗，最开始的 1 周是他最难受的 1 周，白天精神萎靡，但是他凭毅力坚持下来了。1 个月的睡眠限制治疗，让他的睡眠有了很大的改善。

相关知识 ·······························

1 失眠维持因素

主要有 3 种情况：①躺床时间过长。②在床上做太多与睡眠无关的事。③午睡太久。

2 睡眠阻力

除了失眠的维持因素，还有很多其他因素会阻碍睡眠，可统称为"睡眠阻力"，如身体疾病、情绪问题、精神疾病及某些药物。所以就诊时，医生通常会对你当前的状态进行全面的评估。

3 睡眠效率

睡眠效率等于睡眠时间与躺床时间的百分比值，理想的睡眠效率为 90% 以上，正常人群睡眠效率一般不小于 85%。

4 科学治疗

慢性失眠首选认知行为治疗，包括五个部分：睡眠卫生教育、认知调整、刺激控制、睡眠限制及放松训练。睡眠限制是利用暂时睡眠剥夺以快速提高睡眠压力，从而达到缩短入睡时间、提升睡眠深度、重新经历嗜睡感受、减少睡前担忧及认知活动、降低睡前焦虑等效果。服用安眠药只是暂时辅助。如果你已经用安眠药成瘾，建议及时咨询专业医生调整治疗方案；如果你在失眠的基础上还合并一些其他的躯体疾病或精神心理疾病，就要去精神专科医院就诊。

5 打破失眠"魔咒"

建议使用刺激控制疗法：①不困不上床，困了再上床。②除了睡觉不上床，性生活除外。③如果感觉越躺越清醒，或者很烦躁，立即离床！最好离开卧室，困了再上床。④如果回到床上又睡不着，就再起床，重复上述动作。⑤不管前晚睡得怎样，第2天都在固定时间起床，1周7天皆如此。⑥白天不小睡。

对于失眠的朋友来说，做到上述6点并不容易，而且短期可能会加重失眠，但行为调整已经被大量专业研究证实有效，它是一个先苦后甜的过程。如果你不想常年靠安眠药入睡，想彻底解决自己的失眠问题，请先下决心尝试一下！

健康贴士

睡眠卫生第 3 课：

1. 避免夜晚饮酒

部分失眠的朋友会饮酒助眠，实际不可取，酒后虽然可以很快入睡，但会引起夜间频繁觉醒。

2. 避免夜间吸烟

烟草中尼古丁属于兴奋剂，失眠的朋友尽量不要夜间吸烟。

3. 避免睡前烦恼

别把问题带到床上，睡前尽早解决问题或制订次日计划，烦恼会干扰入睡，并导致睡眠浅。

"睡不着起床难"的小职男

小张，一个 22 岁的男孩。3 个月前就职于一家软件公司做程序员，因为睡眠问题就诊。小张自诉入睡困难，每晚睡眠不足 4 小时，多梦易醒，白天精力不足，工作效率下降，要求为他开些安定类的药物。

进一步问诊了解到，小张大学时期养成了晚睡晚起的作息习惯。一般凌晨 2：00 入睡，早晨 9：00 起床，晚睡眠时间 7 小时左右，没有入睡困难问题，平时没有运动习惯。工作后，因为工作时间为早八晚五，小张每晚不得不尝试早睡，早睡睡不着，又要按时起床，慢慢造成了睡眠不足。日间工作量还比较大，任务繁重，让他感到疲惫、烦躁。

第 2 天，医生为他进行了多导睡眠监测（PSG）和相关的睡眠问卷、情绪问卷检查。结果显示：总睡眠时间 280 分钟，总卧床时间 450 分钟，睡眠效率 62.2%，深睡眠减少。睡眠潜伏期长达 120 分钟，提示入睡困难。

医生给小张布置了 1 周的作业，要求他每天记录睡眠日记，以

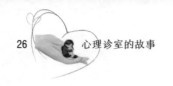

此了解他的睡眠状况。告诉他不要企图早睡，困了再上床。工作日正常按时起床，休息日可以睡到自然醒。

1周后，他带来了睡眠日记，结果显示：凌晨1：00左右上床，没有入睡困难；工作日早上6：00被闹钟叫醒，起床后感觉没睡醒；睡眠效率为90%～92%，睡眠潜伏期（上床到睡着的时间）15分钟左右，总睡眠时间4～5小时，午睡1小时。周末休息，凌晨1：00上床，很快入睡，睡到上午9：00自然醒。小张自觉精力明显较上班时充沛，日间困倦情况也明显改善。

专家解读

小张患的是睡眠觉醒时相延迟障碍。

小张睡眠问题的诱因为工作后作息时间的被迫改变。目前存在睡眠浅、多梦，考虑与工作压力大和白天的焦虑有一定关系。焦虑改善，夜间睡眠质量会有所改善。

当小张不刻意早睡、早起，按照以前的睡眠节律来上床，入睡困难就消失了，这与慢性失眠的入睡困难是显著不同的。小张在工作日早上6：00被闹钟强行叫醒后感到没睡够、没睡足，白天就精力不足、疲倦。周末睡到9：00自然醒，日间疲倦症状就消失了。这也不符合慢性失眠早醒的临床表现，因此不属于慢性失眠。

睡眠觉醒时相延迟障碍，在生活中其实并不少见，属于一种慢性睡眠节律障碍。这类人群最大的痛苦就是不能在自己期望的时间入睡和醒来，表现为显著的晚上入睡和早上醒来均延迟，通常比大多数人延迟 2 小时以上。如果你有这种困扰，那么你努力让自己尽早入睡或者尽早醒来，都是非常困难的。

睡眠觉醒时相延迟障碍常见于青少年，患病率为 7% ～ 16%，一小部分慢性失眠人群也可合并此障碍。有 6.7% ～ 16% 的失眠朋友最后被确诊为睡眠觉醒时相延迟障碍。此障碍和慢性失眠在治疗上是有很大区别的。

应对方法 ●●●●●●●●●●●●●●●●●●●●●●●●●●●●●●●●

医生为小张制订了如下睡眠调整计划：

1 逐步调整睡眠节律

医生用传统的时间疗法来为小张重置生物钟，即逐步推迟入睡时间，直至睡眠节律与他的社会作息时间一致。建议他休息 1 个月来调整作息时间。保证良好舒适的睡眠环境，上床后卧室要保证避光、安静。除了规定的就寝时间，其他时间不要睡觉。具体时间表如下：

第 1 ～ 3 天：4 点上床睡觉，13 点起床。

第 4 ～ 6 天：7 点上床睡觉，16 点起床。

第 7 ～ 9 天：10 点上床睡觉，19 点起床。

第 10 ～ 12 天：13 点上床睡觉，22 点起床。

第 13 ～ 15 天：16 点上床睡觉，次日 1 点起床。

第 16 ～ 18 天：19 点上床睡觉，次日 4 点起床。

第 19 ～ 21 天：22 点上床睡觉，次日 6 点起床。

第 22 ～ 30 天：按照目前作息时间巩固疗效。

2 养成良好睡眠习惯

建议小张系统学习睡眠卫生知识，纠正不良睡眠习惯，保持正常作息。

3 保持睡眠节律稳定

日间养成运动习惯，白天尽量不午睡，睡前可以适当做放松训练来助眠。

经过 2 个月的调整，小张能够规律睡眠、正常工作，3 个月后随访没有复发。

相关知识 ·······································

1 多导睡眠监测（polysomnogram, PSG）

PSG 是一种无创检查方法，它可以在整夜睡眠过程中，根据医生的需要用监测仪器连续并同步地监测与记录多项生理指标的检查方法，可以为睡眠障碍的诊断提供客观依据，也可以为选择治疗方法、评价治疗效果提供重要的参考信息。

2 放松训练

下面介绍两种简单有效的放松训练，有失眠、睡眠节律障碍等睡眠困扰的朋友可在家自行练习。

（1）呼吸放松法。呼吸是你唯一能够有意识控制的生理活动，你不能控制心跳，但可以控制呼吸。通过呼吸心跳反射让你在放慢呼吸之后将加快的心率也降下来，从而缓解紧张、焦虑。具体方法是：深深地呼出一口气，把你能够呼出去的所有的气都呼出去，然后再来缓缓地深深地吸进一口气，屏住气，慢慢地数到三再呼出去。这样反复练习深呼吸，每次坚持5分钟，每天最少3次。如果你发现自己紧张了，就用这个方法，简单有效。

（2）渐进式肌肉放松法。具体方法是：①坐在舒适的椅子上，调整到最舒服的姿势。②闭眼，然后深吸气，缓慢呼气。缓慢呼气时，感受双肩下沉，肩部肌肉放松。③继续深吸气，然后缓慢呼气，感受肩膀下沉、放松的同时，感受肌肉放松逐渐扩展到上肢、指尖、躯干、下肢、脚趾等部位。④继续深吸气，缓慢呼气，感受肩膀、躯干、四肢的肌肉放松，颈部和头部也同时得到放松。⑤继续这样的深呼吸，缓慢呼气时感受全身肌肉的放松，直到全身放松，心情平静。

健康贴士

睡眠卫生第 4 课：

1. 不困不上床

实在睡不着，可以打开灯，离开卧室，并做些不同的事情，如读书、写字。不要做兴奋性活动，只有当你感到困时再上床。

2. 不要看时钟

反复看时间会引起挫败、愤怒和担心，这些不好的情绪会干扰睡眠，所以把闹钟放到床下或转移它。

3. 尽量不午睡

白天保持清醒状态有助于夜间睡眠，所以失眠朋友避免白天打盹。

儿童青少年篇

「沉迷网游」的男孩
「多次割腕」的女孩
「叛逆」的高中生
「多动分神」的淘气包
身不由己的「搞怪鬼」
来自「星星的孩子」
减肥女生「历险记」

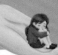

"你们打我吧，现在只有上网才能让我找到快乐！"

"跟我谈什么未来？有意思吗？"

"你家孩子上课经常东张西望，上课插话，做作业丢三落四，请家长来学校一趟！"

"医生，救救我的孩子，她已经骨瘦如柴了，还要减肥！"

上述话语，想必大多数父母再熟悉不过吧！为什么好孩子突然不听话？为什么要啥给啥还这么"作"？为什么每天非得像"冤家"一样交流？为什么这些"小神兽"这么难伺候？

孩子的烦躁、父母的焦虑、老师的头疼怎样更好地解决？让我们一起走进儿童青少年的世界，破解孩子的心理成长密码！

"沉迷网游"的男孩

初三的嘉仪，终于挨到了放学，他再次偷偷地溜到了网吧，沉迷在网络世界，一夜未归。愤怒的父亲找到了嘉仪，重重的巴掌落到了他的脸上。回到家里，母亲没收了他的零花钱，数落他不学好，没出息。

半年来，曾经学习优秀的嘉仪成绩一落千丈。他羞愧自责，不争辩，不逃脱，任由父亲打骂。

第2天，嘉仪背着书包离开了家，没有上学，身无分文地在街上游荡。丧失自尊和自信的嘉仪，脑海里反复出现："我为什么要学习？为什么要活着？"

妈妈接到老师电话："嘉仪今天没来上学，他最近上课经常发呆，打瞌睡，也不爱与同学交往，孩子是不是有什么心理困惑？"

父母放下电话四处寻找，最后在网吧附近找到了嘉仪。他们强忍住了愤怒，可是却想不明白，每天辛辛苦苦赚钱，给他好吃好喝，除了学习，什么事都不用他做。唯一的希望就是让他好好学习，将来有出息，可他怎么会这样？

专家解读

　　嘉仪表面上是网络游戏成瘾，导致学习成绩下降、厌学，实际上是个人心理和家庭关系出现了问题。

　　嘉仪的父亲是一名出租车司机，经常夜间出车。母亲打理超市，每天也忙到半夜。平时，父母与嘉仪之间最多的话题就是学习成绩怎样，排名多少。升入初中后，学习压力增大，嘉仪成绩没有小学好。每当学习成绩下降，他面临的不是父亲的打骂，就是母亲的冷言冷语。

　　嘉仪性格内向、自卑，缺乏人际交往和沟通能力，很难与同学形成亲密的伙伴关系，因此在学校感觉很孤独。他跟父母也没有共同语言，感受不到尊重，缺少父母精神上的支持和帮助。嘉仪心理还不成熟，认识事物和自我控制力不足，不敢面对心理冲突，因此迷恋上网络游戏。

　　在虚拟的世界里，嘉仪勇敢搏击，能获得成功的快感。网络游戏成了他逃避现实，发泄情绪，减少焦虑和压力的唯一方式。他把虚拟当成了现实，不上网就没有目标，产生悲观、消极心理。

应对方法

　　针对嘉仪的这种情况，心理医生对一家人开展了家庭治疗。从调整家庭关系入手，改变亲子沟通模式，帮助嘉仪和父母树立对待网络的正确态度，并引导父母学会欣赏和表扬孩子，过多的批评、挑剔只会增加孩子的挫折感和逆反心理。让嘉仪认识到沉迷网络游戏对身体、心理、行为方面会造成危害，并尝试用正确的方法缓解情绪和压力。增加自信，学会理解他人，不断增进与他人的沟通。

医生还与嘉仪、父母共同制订了一份学习与上网的时间清单，帮助嘉仪找到新的生活目标和与同伴交往的技巧。嘉仪和父母达成了"行为契约"，如能控制住上网的冲动，就可以获得一定的奖励。

通过系统的治疗，嘉仪又感受到了家庭的温暖，消极悲观的情绪也得到了改善。他回到了学校，学习成绩不仅提高了，也与同学建立了良好的关系。

相关知识 ••

目前，网络已成为人们工作与生活中不可或缺的部分，其中儿童、青少年占中国网民 22.5%，随着游戏玩家数量的迅速增长，网络游戏成瘾已成为许多儿童、青少年身心健康的新型杀手。

儿童青少年沉迷网络游戏主要有以下几点原因：

1 追求时尚，求知欲望强烈

青少年开始萌发自我意识，追求时尚与成就感，不玩网络游戏，可能就没有与同学交流的谈资。当他们缺乏有益身心的兴趣爱好时，网络游戏便乘虚而入。

2 宣泄情绪，产生优越感

网络游戏里的多重匿名身份，可以让他们卸掉伪装，肆意宣泄潜在的攻击、愤怒乃至仇恨的情绪。通过在虚拟世界里的成功，许多儿童青少年能够摆脱现实世界带来的自卑，产生优越感。

3 面对困境，缺少应对措施

儿童青少年在现实生活中往往要面对家庭不和、新环境适应不良、成绩下降、老师批评、同伴关系不好等困境，如果不会积极解决，网络游戏便成为他们逃避现实的一种手段。

4 环境影响，迷失人生目标

部分儿童青少年缺乏学习、生活目标，因而在受到同伴邀请或偶尔上网后便沉迷网络，虚度光阴。家庭教养方式不良或父母离异出现监管错位，也会促使儿童青少年逃避现实、迷恋网络。

健康贴士

预防孩子沉迷网络游戏，家庭是第一道防线，父母是第一任老师。父母应善于学习、自强自律，做孩子的好榜样。

1. 多角度看待游戏

了解网络对孩子具体意味什么，不要在缺乏了解的情况下盲目评价、贬低和攻击孩子喜欢的网络游戏、网络主播或网站。

2. 尊重孩子的行为

帮助孩子养成良好的上网习惯，设置合理的行为规则，不影响正常生活、休息与学业。

3. 了解孩子的心理状态

细心观察孩子的情绪、行为变化，及时给予生理和心理指导，用家庭温暖将孩子从网络中吸引回来。善于发现孩子的长处，让孩子发展自己的潜能。

4. 培养孩子的兴趣爱好

帮助孩子设定生活目标与规划，要看到孩子的优势，多陪伴孩子，多进行体育活动、外出采风等，让孩子看到网络上没有的事物。

"多次割腕"的女孩

　　紫萱，一名高三的女孩，由妈妈拉着来到心理门诊。妈妈一进诊室就着急地说："医生你快看看，这孩子都快把我愁死了！她一不顺心就划手腕。你看看，这是刚包扎的伤口。马上高考了，她却说不想上学了，我简直要崩溃了……"

　　妈妈如此着急，紫萱却静静地坐着，一言不发。妈妈将紫萱胳膊上的纱布打开，那些新旧叠加、深浅不一的条状瘢痕清晰可见。

　　是什么原因让紫萱对自己的身体这样漠视？紫萱从小在奶奶身边长大，无忧无虑，喜欢画画的她，对未来充满了憧憬。初二那年，家庭经历了一场变故，父母离异，最爱的奶奶也去世了。

　　紫萱开始和妈妈一起生活，她感到妈妈的脾气越发暴躁，动不动就斥责她。她小心翼翼地讨好妈妈，但不管怎么做，妈妈很少满意过。紫萱逐渐变得少言寡语，不愿与人交往。紫萱说："每次划手腕前，我的心情都比较复杂，当我第一次看见血滴出来时，心里的无助就会稍微缓解一点。我虽然讨厌妈妈唠叨，但我非常害怕失去她……"

专家解读 ••

紫萱反复割腕的行为是一种非自杀性自伤行为，反复割腕并无自杀动机。

非自杀性自伤是指在非自杀意念支配下发生的反复、故意、直接伤害自身器官或组织且不会导致死亡的行为。他们常采用刀割、针刺、烧灼、撞击、抓挠等自残方式来宣泄不良情绪，目的在于改变自己的状态，缓解精神压力。

紫萱在经历家庭变故后，丧失了安全感，皮肤上的血迹和疤痕带来的视觉冲击力，旨在向外界传递"我需要帮助"的信号，迫使父母或周围人关注她。紫萱的母亲性格暴躁，表现焦虑，在接收到母亲的不良情绪后，她自然也变得更加焦虑和郁闷。

紫萱存在焦虑抑郁情绪，不能进行合理宣泄，因此将痛苦转移到了自己的身体上，把划手腕作为摆脱痛苦的途径。潜意识里，她也想用这种行为证明自己的存在，控制妈妈，希望妈妈对她好一点。在扭曲的亲子关系下，不良的沟通方式使母女俩身心俱疲。

应对方法 ••

目前非自杀性自伤主要以心理治疗为主，严重者辅以药物和物理治疗。

针对紫萱的家庭背景及目前的情绪和行为，心理医生对母女均进行了心理治疗。引导母女俩重新审视自己的能力，加强沟通，说出彼此希望，实事求是地确定生活目标。面对压力，要合理宣泄，并学会放松、减压，建议母女二人共同运动、短期旅游等。最后，紫萱找回了安全感，将注意力转移到学习上，重新规划人生目标。

经过系统的心理治疗，紫萱和妈妈的情绪逐渐好转。紫萱希望将来能当一名美术老师，妈妈也为自己确立了新的生活目标，陪伴在紫萱身边，助力女儿高考成功。母女俩共同走在愈合伤口的路上……

相关知识

青少年是非自杀性自伤行为的高发人群。在中国青少年群体中，有高达 27.4% 的人有过非自杀性自伤行为，绝大多数合并心理问题和情绪障碍，而且非自杀性自伤行为是青少年自杀意念、自杀未遂的重要危险因素。

青少年正处在生理、心理急速发展时期。虽然心理发展加快，但远未达到成熟水平，在遇到刺激时常常缺乏正确的宣泄方式。那么，面对挫折和压力，青少年怎样做到"自我解围"呢？

1 自我安慰

当需求无法满足时，可找一些合理的"理由"消除紧张，减少压力，保护自己不受伤害。

2 注意转移

把放在挫折情境上的注意力转移到感兴趣的活动上，如绘画、游泳、唱歌等。

3 及时宣泄

心中的苦闷可以向父母、朋友倾诉，或在适当场合痛快地大哭、大叫。但要注意，发泄并不是把怨气和怒气撒在别人身上，而是重新梳理，重新认识。

4 替代补偿

当某一方面的目标受挫后，告诉自己可以用另一个可能成功的目标来补偿替代。

5 自我暗示

积极的暗示有一种神奇的力量，就如有人当面赞美你，你往往感觉那一天是美好的一样。

6 寻求帮助

当遭遇重大挫折时，要积极向父母、亲友、老师、同学寻求帮助。

健康贴士

父母的关爱是防止青少年发生非自杀性自伤行为的重要因素，早期识别、预防对儿童、青少年身心健康成长非常重要。

1. 敏锐观察

父母要善于观察孩子的日常生活，及时识别危险因素。如：孩子表现情绪反常，睡眠或饮食紊乱，讨论自杀话题或就自杀话题开玩笑，身体出现某些痕迹等。

2. 关心尊重

夫妻间的矛盾、恩怨、不良情绪不要转移到孩子身上。父母要切身关心孩子的成长，不要站在所谓道德制高点给孩子灌输心灵鸡汤，这样反而会让孩子感觉更不被理解、更孤独、更无助。

3. 接纳鼓励

父母要耐心倾听孩子的心声，理解接纳孩子的情绪，陪伴和鼓励孩子，逐渐引导孩子释放压力和痛苦。面对"空心"状态的孩子，帮助他们寻找新的生活目标。

"叛逆"的高中生

一对母女来到心理诊室，女儿面无表情，一言不发，妈妈的眼泪扑簌簌地往下掉。妈妈控制情绪后，祈求着说："大夫，帮我管管她吧！她才 16 岁，就开始早恋不学好！这可咋办啊……"

妈妈说，兰茵以前非常听话，成绩也名列前茅。但从高中开始，却变得不听话，成绩明显下降，父母多说几句就不耐烦，跟同学朋友倒是很聊得来。有时发脾气，有时生闷气，并反感妈妈盘问。

近两个月，兰茵跟班里一个男孩走得很近。两人经常一起吃饭，下课聊天，但是没有特别亲密的举动。老师让家长跟孩子好好谈谈，可是，妈妈回家就对兰茵一顿指责，说她"小小年纪就处对象，简直是不想学好了！"母女二人发生了激烈的争吵，兰茵一气之下离家出走，3 天后被父母找回并前来求助。

兰茵对妈妈带她来看心理科很反感，对医生也很抵触。医生说："我们读高中时也喜欢过男孩，所以很理解你，喜欢一个人并没有错。"

兰茵慢慢卸下了防御，并说出了事情的原委……

专家解读 ••

兰茵的叛逆行为基本上是逆反心理引起的。

青春期的身体和心理发育，让她对异性也萌生了情愫，产生了众多家长头疼的"早恋"问题。

兰茵为什么叛逆？随着年龄的增长，她变得越来越独立、有主见，对母亲的一切都持否定态度。她发现妈妈说的并不都是对的，而且有时说和做不一样，如妈妈要她懂礼貌，自己却跟邻居吵架；让她孝顺长辈，自己却抱怨奶奶生病花了很多钱。兰茵对妈妈失去了信任，她顶撞妈妈，想按照自己的方式去做事，并愿意尝试新鲜事物。但对于"没有共同语言"的父母，她觉得封闭自己更好。

兰茵为什么"早恋"？她说："男孩帅气，成绩也好，我俩很谈得来，平时还帮我打饭，这样就走得近一些。学习时，我会情不自禁去想和他在一起的情景，也意识到因此出现了成绩下滑。可爸妈劈头盖脸训斥，让我伤心透顶。我做了这么多年乖乖女，都没得到他们的肯定，那我就不做了！"于是兰茵在爱慕和逆反心理的作用下，跟男孩越走越近。

应对方法 ••

在医生的帮助指导下，母女进行了一次深入沟通。

妈妈认识到，想了解孩子要采取关怀的态度，温和的语气，真诚、尊重、理解孩子。兰茵逆反是正常的，体现了她被关注、被理解、被认同的需要。妈妈应该逐步改变教育方法，以身作则，要求孩子做到的，自己首先必须做到。告诉孩子什么事可以做，什么事不能做。尊重孩子的自主性和独立性，在保证安全的前提下，给她一定的自主权。

兰茵认识到，喜欢一个人并不是错，但要分清主次。交往中要做到自尊、自爱、自重、把握分寸。喜欢他，但他不是自己的全部，自己也不能因此影响他。可以约定，把这份美好的感情先"封存"起来。学习上共同努力，争取把成绩赶上来，而不是拖对方后腿。两个人应该共同进步，遇到困难互相帮助，将感情变成彼此前进的动力。

相关知识

逆反心理是指人们彼此为了维护自尊，而对对方的要求采取相反态度和言行的一种心理状态。逆反心理主要出现于两个时期，3～6岁学龄前儿童和12～18岁的青少年。

1 青春期逆反心理的主要原因

（1）主观原因。独立意识强，表现欲望高，喜欢标新立异，显示独立个性。

（2）客观原因。现代社会缺乏对中学生独立意识的认同感；家庭、学校、社会与孩子频繁的不良互动；生活方式、思想观念、思维方式的多元化；新生事物与传统的对立等，造成了孩子的逆反心理。

2 青春期逆反心理的主要表现

（1）超限逆反。孩子认为老师和家长的要求超过自己的承受能力甚至是伤害，就会采取逃避方式。

（2）自主逆反。老师和家长对孩子过分控制，他们就会故意去做与要求相反的事。

（3）情境逆反。老师和家长不顾及孩子当时所处情境，孩子就会拒绝本来可以接受的东西。

（4）信度逆反。老师和家长说和做不一致，孩子就会说："你自己都做不到，凭什么要求我？"

（5）归因逆反。假如孩子了解大人行为的动机不是利他的而是另有所图时就会产生心理对抗，这就是归因逆反。

（6）禁果逆反。禁止孩子去做某件事，但没说明禁止理由，就会诱使孩子产生好奇而去做。

孩子出现逆反，说明他在成长。只是成长过程中，家长要注意一些问题，才能帮助孩子顺利度过这个重要时期。

1. 目标明确

给孩子布置任务要明确，做什么，什么时间做，怎么做。

2. 解释清晰

提要求要说明原因，家长解释清楚理由时，孩子更愿意服从。

3. 真切鼓励

让孩子感觉到你希望他这样做，并且相信他能做好。

4. 要求坚定

要求简单明了，表达清楚，语气坚决，只要提出就尽量保证执行。

5. 态度适宜

许多时候是态度而非内容引起了孩子的逆反或拒绝。

6. 可有选择

如果允许选择，可以让孩子自己选择和决定。

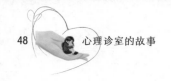

"多动分神"的淘气包

　　贝贝，7岁的男孩，刚上小学一年级，在家是让妈妈头疼的捣蛋鬼，在校是让老师操心的淘气包。课上，他双手托腮，望着窗外。老师看他分神叫他答题，贝贝站起来，片刻后回答："兔子长了两个耳朵。"同学们哄堂大笑。他不以为然，坐在椅子上扭来扭去，开始摆弄文具，老师喊他，叫他停下来。罚站时贝贝还一个劲儿地搞怪。放学了，贝贝飞奔出教室，摔倒在地划破了裤子。回到家里，妈妈翻开贝贝的书包，笔盒又不见了。此时电话铃声响起，妈妈接听老师的来电，不停地表达歉意。贝贝在旁边欲抢夺电话，不停地插话："不怨我……那道题我会，我才不笨呢……"妈妈撂下电话，一场母子大战又开始了……

专家解读 ••

　　贝贝是个多动症孩子，多动症又称为注意缺陷多动障碍。

　　活泼好动是孩子的天性，特别是男孩子更加顽皮，他们注意力不集中、好动都属于正常现象。正常孩子活动过度常常是在环境允许的场合，在需要安静的场合，他们能够较好地控制自己，保持安静。而贝贝不分场合地过度活动、冲动，注意力易分散的表现就需要治疗干预了。

多动症常见于学龄期儿童，是一种神经发育障碍，主要特征包括注意力不集中、多动及冲动。若不积极治疗，约 70% 的症状持续到青春期，30%～50% 的症状可持续到成年，会对孩子的学业、事业和社会生活等方面产生很大的影响。

多动症不是孩子不听话和教育的失败，父母不要自责。据研究，多动症是孩子大脑中神经信息处理过程出现了异常，这会影响孩子的注意力、静坐能力和自我控制能力。他们也不是笨孩子，其中大多数还很聪明，却总是学习成绩不佳，屡屡遭受挫折。

大多数多动症孩子都是在上学阶段才被发现不好管理，部分多动症孩子到了青春期会经常说谎、偷窃及反抗权威，甚至一些孩子可能会出现暴力倾向及吸烟、酗酒等问题。

应对方法

医生对贝贝进行了药物治疗和行为治疗。

1 药物治疗

医生给贝贝使用了中枢兴奋剂药物，帮助他改善注意力的持续时间，更好地完成学习，减少过多的活动，控制冲动行为。使用药物期间严密观察药物副反应并及时调整药量。

2 行为治疗

帮助贝贝的妈妈为孩子建立日常行为规则和学习计划，在老师的帮助下规范孩子在校的行为，帮助贝贝进行自我调节，给予即刻的鼓励，养成良好的行为习惯。

贝贝的妈妈了解了多动症的知识后，对孩子的症状有了正确认识，积极配合医生、老师共同管理孩子的学习和行为。贝贝的多动症状日渐好转，上课也能集中注意力，学习成绩也提高了。

多动症表现各异，每个孩子的具体情况又各有不同，我们必须对孩子的异常之处有足够的了解，再由医生、孩子、父母或照护者、教师共同参与，制订个性化的治疗方案。有些孩子可能有焦虑抑郁情绪，需要通过心理治疗来帮助他们。

总之，通过系统治疗，大部分孩子可以正常学习和生活，很多人各方面的社会功能均保持良好，甚至取得优异成绩。

相关知识 ·······························

多动症儿童和一般孩子不同，在不同场合有不同表现，家长和老师的观察可能不一致。父母要与老师结成联盟，使孩子在所有互动场景中，都能在统一规则下行动。

1 父母应该怎样做

（1）科学评估。了解多动症知识，记录孩子的成绩单、教师评语等，保存门诊病历、医生的联系方式，确保孩子接受全面科学的评估。

（2）学会自助。善待自己，只有自己的压力减轻了，才能够更好地照顾孩子。

（3）寻找资源。动员所有能够参与照顾、养育、配合治疗的人员，达成共识，共同应对。

（4）建立规则。告诉孩子哪些是适当的行为，哪些是不适当的行为。

（5）积极互动。强化孩子的自我价值，从事他们擅长的活动。

（6）共同治疗。父母若患有多动症，可能需要和孩子一起治疗并定期接受评估。

2 老师应该怎样做

（1）理解接纳。了解多动症相关知识，发现某个孩子特别不专心或行为有些异常，要跟家长及时沟通，理解和接纳多动症的孩子。

（2）建立联盟。观察孩子的行为，并和家长的描述进行比较，和孩子、家长建立统一战线，以便提供最合适的帮助。

（3）正确引导。及时奖励多动症孩子，能让孩子及课堂效果都变得更好。让他们少走弯路，发挥自己的才能，走向成功。

健康贴士

　　不同年龄的多动症孩子，表现有所不同。当您的孩子出现以下问题时，需要到医院进行多动症的评估并对症治疗。

　　1.学龄前期

　　（1）过分喧闹和捣乱，不好管理，惹人厌烦。

　　（2）明显的攻击性行为，经常惹祸。

　　（3）无法接受幼儿园教育。

　　2.学龄期

　　（1）不安静、好动。

　　（2）注意力难于集中，易走神。

　　（3）好发脾气、行为冲动、自我控制能力差。

　　（4）伙伴关系不良。

　　（5）学习成绩不佳。

　　（6）对抗、不服从或品行问题。

　　3.青少年期

　　（1）自感难以集中注意力。

　　（2）学习成绩大幅度下降，厌学。

　　（3）做事不考虑后果，经常跟父母顶嘴、与老师争执。

　　（4）与同学缺乏合作精神，对一些不愉快的刺激做出过分反应等。

身不由己的"搞怪鬼"

在我们身边有这样一些孩子，他们会突然清嗓子、发怪声、伸脖子，甚至突然抬胳膊、跺脚，或做一些类似"挤眉弄眼"的动作，有的孩子还会无故骂人、说脏话。父母越是训斥打骂，症状越重。这些孩子往往被看作不听话的坏孩子，但当我们真正了解他们，就会发现他们是"身不由己"。

林林，5岁，每次练习钢琴时，林林时不时地脖子扭扭、屁股扭扭，坐不住凳子。妈妈急了，便拿着小棍站在林林旁边看着，只要"分心耍滑"就打一下。时间一长，林林一坐下来弹琴就仰一下头，张一下嘴，抬一下手，似乎在抵挡妈妈的小棍。有时，林林不弹琴也会"仰头、张嘴、抬手"。这样的动作时轻时重，已经持续了3个月。

佳壮，6岁，非常爱看动画片《奥特曼》，奥特曼眨眼能喷火，佳壮就跟着学眨眼，后来他的胳膊腿会时不时地、不分场合地做出"奥特曼"动作。爸爸认为孩子搞怪就是欠揍。就这样，在父母的打骂中，佳壮的症状持续了1年多，而且越来越频繁。

小喆，9岁开始出现反复抽鼻、清嗓，曾以"鼻炎"治疗，没有治好。10岁时，每当考试前就时不时地歪脖子，快速地张嘴闭嘴，不自主发声，音似急促地"这个、这个"，情绪激动时易说脏话。上初中后，小喆努力克制自己，却总是事与愿违。一次，小喆在教室里突然说出很肮脏的话，被老师批评和同学耻笑。他因此变得更加自卑，虽然学习成绩一直优秀，但他也讨厌自己，有时候跟父母发脾气，大喊"不想活了"。

专家解读 ···

林林、佳壮、小喆的表现是患了抽动障碍，又称抽动症。

他们有一个共同的特点：突发的动作或是发声，不断重复，无法控制。根据抽动的症状和持续时间，可分为短暂性抽动障碍、慢性抽动障碍、抽动秽语综合征3个类型。

林林的抽动症状目前属于短暂性抽动障碍，是最常见的一种抽动障碍。抽动症状在一天内多次发生，但病程不超过1年。抽动症状多首发于头面部，可表现为眨眼、耸鼻、皱额、张口、侧视、摇头、斜颈和耸肩等。往往起病于学龄早期，4～7岁儿童最常见，男孩居多，大多可以自行缓解。

佳壮的表现则属于慢性抽动障碍。他先是调皮好动，模仿奥特曼的动作，后来变成了不自主的运动抽动行为。这是一种症状，不是故意做的，而且佳壮的"搞怪"动作已超过1年。慢性抽动障碍的治疗以药物治疗为主，配合心理治疗。

小喆的怪异言行则属于抽动秽语综合征。他的表现较林林和佳壮严重复杂，不仅伴有多种运动抽动、发声，还出现了秽语。因为病程迁延，还伴有情绪问题，所以需要住院系统治疗。

应对方法 ·····························

林林年龄较小，出现抽动有明确的心理刺激，症状在情绪紧张下出现，时轻时重，时间短，故没有给予药物治疗。医生给家长讲解了抽动障碍的相关常识，并告诉妈妈不要焦虑，先观察。妈妈调整了心态，陪伴孩子练琴时保持心平气和，不再吓唬孩子。没过多久，林林的抽动症状就消失了。

佳壮的治疗，主要为药物治疗和心理行为治疗。医生叮嘱爸爸不要训斥孩子，不要过度关注孩子的抽动症状，转移他的注意力，发现优点要及时给予鼓励。通过药物治疗和心理行为治疗，佳壮的抽动症状日渐减轻，他不再与众不同了，快乐地上了小学。

小喆在住院期间接受了药物治疗和心理行为治疗。医生对小喆和父母进行了心理健康教育，减轻家庭的紧张氛围，减少小喆的紧张、不安，帮助他树立战胜疾病的信心。通过住院系统治疗，小喆的症状逐渐缓解，也接纳了自己的现状。后来小喆大学毕业后联系到我们，得知他也成了一名医生，我们真为小喆感到高兴。

相关知识 ···

1 抽动障碍是一种常见的神经发育障碍，指身体任何部位的一组或一群肌肉发生的不自主、快速、重复的收缩和（或）发声，多起病于儿童青少年时期，少数可持续至成年。

2 在受到心理刺激、情绪紧张、学习压力大、焦虑、疲劳等情况下，孩子的抽动发作会较频繁，放松时减轻，睡眠时症状减轻或消失。

3 抽动障碍的孩子如果早干预、早治疗，一般不影响学习和正常生活，大部分孩子症状可缓解，部分孩子可治愈。

4 儿童、青少年出现抽动症状时，常伴有强迫症、多动症和情绪障碍。

5 如果发现孩子有抽动症状，要及时到医疗机构检查，排除癫痫等其他躯体疾病。

健康贴士

1. 避免紧张劳累

要创造轻松愉快的环境，避免孩子过度紧张、疲劳，妥善安排作息时间，适当参加文体活动。

2. 建立治疗联盟

父母要积极与老师沟通，寻求更多理解，一同帮助和治愈孩子。

3. 积极正向鼓励

父母要关心、体谅孩子，对其行为和学习要耐心地训练和帮助，稍有进步，就给予表扬和鼓励。

4. 遵照医嘱用药

给孩子用药一定要遵医嘱，切忌自行增减药量，需要在医生的建议下合理调整孩子的饮食，避免道听途说，延误治疗。

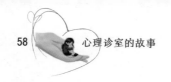

来自"星星的孩子"

　　世界上有这样一群孩子，他们有一个浪漫的名字叫"星星的孩子"。他们就像天上的星星，在漆黑的夜空中独自闪烁着，也像星星一样孤独，一人一世界。

　　琦琦，5岁男孩，大大的眼睛，一张轮廓极好的脸，很像一个小明星。但是他的妈妈总是唉声叹气、紧锁眉头。妈妈说，琦琦从小就和别的孩子不太一样，妈妈离开时，他不会哭。见到妈妈时，他不会拥抱。他听力正常，但3岁才只会叫"爸爸""妈妈"，不会说完整的句子。

　　琦琦的爱好很特别，玩小汽车的轱辘能玩上几个小时，有时自言自语或重复说一句话。他很少与周围人目光对视，习惯一个人待在自己熟悉的地方；有时凝视某处好久，招呼也没有反应。在幼儿园，他不愿意和别的小朋友一起玩，也不听老师的话，喜欢的东西就直接抢过来，不开心就会尖叫，不说想干什么……

专家解读 ●●

琦琦是一个典型的孤独症孩子。

孤独症孩子，也被称为"星星的孩子"。他们对外面发生的一切置之不理，能看见却不愿与人对视，能听见却总是充耳不闻，能说话却难以与人交流。他们对周围发生的一切总是表现出冷漠和不解，活在一个孤独且封闭的世界里，所以叫孤独症。

孤独症与脑神经发育有关，是一种神经发育障碍，患儿在行为、心理、智力和生活自理等方面都存在异常。主要表现为不同程度的语言发育障碍、人际交往障碍、兴趣狭窄和行为方式刻板。常共患其他精神障碍和躯体疾病，约75%的患儿共患精神发育迟滞，31%共患多动症，11%共患抽动症。

应对方法 ●●●●●●●●●●●●●●●●●●●●●●●●●●●●●●●●●●●●●●

父母发现琦琦的异常，就带他来到医院住院治疗，但是，只住了1个月就出院了。出院时，我们推荐了专业的康复机构，因为对于孤独症，教育和训练才是目前世界公认的最有效、最主要的治疗方法。

医学上没有一种特效药能从根本上治愈孤独症。早期识别、早期诊断、早期系统干预非常重要。患儿2岁前可在专业人员指导下进行家庭干预，2岁后可进行医院、专业机构、家庭共同参与的综合系统干预。

通过特殊教育、适应行为训练、职业训练、问题行为管理和矫正训练，部分患儿可取得明显疗效。当患儿出现严重的行为问题或情绪障碍及癫痫时，可考虑采用药物治疗。在使用药物时，应严格遵医嘱。单一药物治疗的效果常常不能维持很长时间，需要对孩子进行坚持不懈地康复训练，防范危险因素，从而给予他们生命全程的支持和帮助。

相关知识 ··

目前，我国的孤独症患儿已超过 200 万，且患病率逐年上升，多在 3 岁前出现，其中男童更易罹患。如果发现孩子在生长发育过程中存在以下症状，就要高度警惕了，建议系统检查评估，排除孤独症。

1 婴儿见到妈妈时往往拒绝拥抱，也不知道高兴，妈妈离去时也不哭泣。

2 孩子不会观察和模仿他人的简单动作，不喜欢与小朋友一起玩过家家等装扮游戏。不喜欢正常孩子喜欢的玩具，而是喜欢旋转的物体或旋转自己的身体。

3 孩子 2 岁时还不会说话，父母教他时也不模仿，通过检查排除了耳聋等其他疾病。

4 随着年龄的增长，有的孩子可能对父母变得友好，但仍然不同程度地缺乏与他人主动交往的兴趣和行为。他们常常自娱自乐，独来独往。有的孩子特别喜欢观看电视广告和天气预报节目，对一般儿童们喜欢的动画片、儿童节目则毫无兴趣。

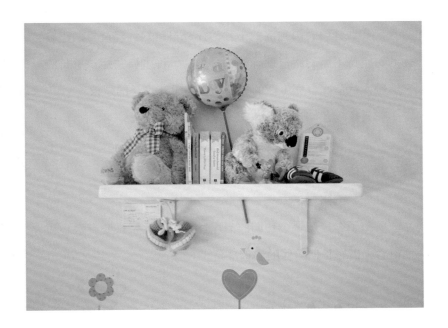

健康贴士

实践证明，孤独症的干预治疗越早越好，经过早期正确的、坚持不懈的康复训练等综合干预，许多孤独症孩子是能够融入社会、自立生活的。对孤独症患儿家长的建议：

1. 坚定信心

面对孩子，不能急躁，在社会接纳他们之前，要给孩子足够的信心。

2. 长期陪伴

孩子会经历一个长期的治疗过程，因此家长要有耐心和恒心，做好长期陪伴的心理准备。

3. 康复训练

接受相关知识培训，学习科学训练方法，在家中对孩子进行康复训练。

4. 共促成长

要与专业的医疗、训练人员保持长期的联系，共同促进孩子的成长。

减肥女生"历险记"

　　瑶瑶曾是一位厌食症患者,目前经过治疗已经康复。她愿意把自己的经历写下来,希望能够帮助更多有同样困扰的人。下面是她的自述:

　　从初中到高中,陌生的环境让我像一条搁浅的鱼,孤独到窒息。一天,经过一面落地窗,看到自己臃肿的身体,我突然莫名地恶心,决定减肥。这时离厌食症还差了十万八千里,我只是单纯地想瘦下来。我是个倔强、追求完美的人,每天节食,坚持跑步,很快达成所愿。

　　我并没有就此收手,又开始觉得自己胖,变本加厉地减肥。每天不吃一粒米饭,饿了也是仅仅吃点水煮青菜,每天把吃过的东西完完整整地记录下来,计算着怎样可以再少吃点,再瘦点。除了控制饮食,我还常常过度运动,每天在操场上跑 20 多圈,课余时间被运动占得满满的。就这样,身高 1.65m 的我,成功减到了35kg!尽管身体已经非常虚弱、疲惫,经常莫名其妙发火,躺在床上数着肋骨,我仍感到莫名的快乐和满足。

　　我其实是个对炸鸡、蛋糕、巧克力等高热量食品爱到不能自拔的人。压抑太久的食欲，就像被囚禁的野兽冲了出来，我拼命地往肚子里塞食物，可不管塞多少，还是觉得空荡荡的。大量食物涌进胃里，我觉得太恶心！我真想把肚子剖开，把肮脏的食物都倒出来，于是开始学着催吐。

折腾了两年后，我的月经停了，身体也糟糕到不行。我害怕了，再这样下去，我真的要被自己弄死了！虽然我跟妈妈的关系一直不好，她觉得我不听话、不懂事，我觉得她不懂我，不尊重我，经常争吵，但我仍向妈妈发出了"求助信号"，跟她一起来到心理门诊。

医生告诉我，我目前严重营养不良、贫血、子宫偏小并发育不全，心理测验结果提示轻度抑郁、中度焦虑，建议我住院治疗。

专家解读

瑶瑶患的是厌食症，也称为神经性厌食症。

厌食症是因为存在惧怕发胖的心理，导致严格自我控制进食，包括拒食、催吐或导泻的一种慢性进食障碍。发病常与认知、情感及行为等心理障碍有关，厌食症患者也常存在一过性贪食症状。

青少年是厌食症的高发人群，他们常具有追求完美、不成熟、不稳定、多疑敏感、内向、以自我为中心的性格特点。

瑶瑶的食欲一直存在，并非真正厌食，而是为了达到并保持所谓的"苗条"而忍饥挨饿。目前体重指数 BMI=12.8kg/m^2，显著低于 15kg/m^2，仍采取过度运动、暴食后催吐等方法严格控制体重。

神经性厌食症患者长期处于饥饿状态，会因能量摄入不足而产生营养不良，表现消瘦、脱发、睡眠质量下降、心慌、气短、便秘，女孩易出现闭经、不孕等躯体疾病，严重者可危及生命。

应对方法 ···

厌食症的治疗是个十分复杂和较为困难的问题。一般都无法自行解决，一定要到正规的精神心理科就诊。医生对瑶瑶的躯体状况、精神状况进行全面评估，制订个性化的治疗方案。

1 营养支持治疗

给予瑶瑶补液营养支持治疗，改善营养不良状态。瑶瑶长期不进食，胃肠功能减弱，故叮嘱家属，重新进食应从软食、少量多餐开始，逐渐增加，切勿急于求成。

2 精神药物治疗

瑶瑶目前存在焦虑、抑郁情绪，故在营养治疗的基础上选择相应的精神药物进行治疗。

3 心理行为治疗

对于厌食症的患者，心理治疗有效且效果持久，主要进行家庭治疗及认知行为治疗。尽可能解决瑶瑶厌食背后的真正问题，使瑶瑶和父母的关系开始缓和，并且互相理解、信任，更好地巩固疗效。纠正她对身材的歪曲认知和不合理判断，养成良好的进食习惯。

瑶瑶经过3个月的住院治疗，身体状态、情绪均明显好转。她感叹："生命如微尘，渺小又短暂，胖也好、瘦也罢，何必在这上面浪费大好时光呢？和爸妈关系缓和了，我感觉一身轻松！这种感觉，就像重新走到温暖的阳光下，万物生长，生机蓬勃！"

相关知识 ………………………………………………

1 厌食症的特点

（1）限制食物摄入，体重远远低于同年龄和身高的人的最低正常体重。

（2）即使体重很低，也强烈恐惧变胖，常做阻碍体重增加的行为。

（3）即使已经很瘦，仍然认为自己很胖，否认自己消瘦严重。越瘦就意味着厌食症越严重。

（4）厌食症患者常存在一过性贪食症状。

2 体重指数（BMI）

体重指数（BMI）= 体重（kg）/ 身高的平方（m^2）

（1）正常体重：BMI=18 ～ 25kg/m^2

（2）偏胖：BMI=25 ～ 30kg/m^2

（3）肥胖：BMI > 30kg/m^2

（4）消瘦：BMI < 18kg/m^2

体重指数是目前国际上常用于衡量人体胖瘦程度的一个标准，如果出现厌食症状且 BMI < 17.5kg/m^2 或更低，并排除躯体疾病所

致，则要警惕是否患有厌食症。一般体重指数低于 $15kg/m^2$ 时，应住院治疗。

1. 早发现，早治疗

父母要多学习厌食症的相关知识，关注孩子的健康情况。如果发现因此导致身体出现不良情况，应及时带到医院就诊。

2. 多陪伴，多理解

父母要有耐心，多花时间陪伴孩子，在情感上给予孩子安全感，在学业上为孩子提供支持和帮助。

3. 勤复诊，勤沟通

父母尽量陪孩子一起复诊，确保孩子谨遵医嘱。在孩子接受治疗的过程中给予支持和配合。可以在复诊时，帮孩子汇报在家坚持治疗的情况。

4. 多互助，多排解

父母可以参加有同样困扰的互助团体，获取治疗康复的经验和技巧，还可以互相倾诉，获得心理上的支持。

5. 有信心，有力量

厌食症不像水痘那样是"一次性"的疾病，只要治愈就能终身免疫。父母要做好充分的思想准备，理性对待复发。

焦虑篇

● 频繁打『120』的美女

● 『坐卧不安』的沈律师

现实生活中，我们可能都有过这样的经历：半夜，家里的电话铃声突然响起，我们会突然惊醒，心跳加速；在拥挤的人群中，带的孩子不见了，我们会紧张出汗，惊慌失措；将要考试时，我们会坐卧不安，总想上厕所。这些都是正常的焦虑反应。

　　什么是焦虑呢？焦虑是一种内心紧张不安，预感到好像将要发生某种不利情况而又难以应对的不愉快的情绪体验。焦虑并不都是坏事，适度的焦虑可充分调动身体机能，提高大脑的反应速度和警觉性。如要讲一次500人参加的公开课，你知道这对你很重要，就会产生一种紧迫感和心理上的恐惧。这种情绪是有积极意义的，会促使你不断地看幻灯片，反复琢磨怎样才能讲得更好。

　　如果焦虑的程度和持续时间明显超出了正常的界限，影响我们的生活、学习和工作时，就要寻求心理医生的帮助了。

频繁打"120"的美女

　　婷婷，是一位 32 岁的美女，经营一家服装店，生意不错，生活惬意。近 1 个月，她莫名其妙地出现心慌、胸闷、气短，出不来气儿，感觉自己要死了。当时她很清醒，却周身无力，四肢发麻，所以让家人赶紧打"120"去医院。这样的情况反复出现，1 个月的时间打了 7 次"120"，最严重时一晚打了两次，做过多种检查均无异常。每次症状大致相似，持续的时间却长短不一，有时几分钟，有时几十分钟，有时检查还没做完，症状就缓解了。多次折腾后，急诊科医生建议她来心理门诊。

　　婷婷现在每天都让丈夫陪着，不敢一个人待在家里，也不敢出门。半个月前，丈夫带她去山区亲戚家散心，刚到那里，婷婷就要走。丈夫劝她多待一会儿，婷婷说："这荒郊野岭的，连个医院都没有，万一我犯病了，非死这里不可！"丈夫非常无奈，只好带她回家。

　　经了解，婷婷父亲常年饮酒，脾气暴躁，对母亲非打即骂。婷婷 8 岁时父母就离婚了，她跟着父亲生活，一向活泼开朗的她像变了个人，经常看父亲的眼色行事，不敢大声说话，生怕做错事被打骂，也不愿和其他人沟通交流。

婚后，丈夫对婷婷非常疼爱，使她慢慢地开朗起来。半年前，丈夫因急性胆囊炎住院治疗，婷婷非常紧张。经过一段时间的治疗，丈夫的病情缓解了，她却忧心忡忡。

婷婷的心理测试结果：中度焦虑、轻度抑郁，内向、回避型人格。

专家解读

婷婷患的是惊恐障碍，又称急性焦虑障碍。

惊恐障碍主要表现包括：惊恐发作、预期焦虑、求助和回避行为等。惊恐障碍是一种发作性的疾病，是在没有任何危险的情况下突然出现的焦虑发作。发作时主要表现为强烈的恐惧，常有明显的心血管和呼吸系统症状，如心慌、出汗、颤抖、气短、窒息感、眩晕等，严重时有濒死感或失控感。自己认为得了心脏病，因此频繁打 120 求救，去心内科或急诊科就诊，到医院检查后又没有问题。突发突止，几分钟达到高峰，持续时间一般几分钟到几十分钟，常担忧下次发作，1 个月内发作往往超过 3 次以上。婷婷的表现完全符合惊恐障碍的特点。

大约 60% 的患者由于担心发病时得不到帮助，不愿单独出门，会回避一些活动。约 20% 的成人一生中至少有过一次惊恐发作的体验，女性多见。

惊恐障碍的发生与成长环境是有一定关系的。因父母离异，婷婷很小就与父亲生活在一起，父亲酗酒、打骂母亲的负性生活事件使婷婷逐渐形成了内向、懦弱的性格。丈夫的生病属于应激事件，也许对他人来说微不足道，但对婷婷来说是灾难性的，是她出现问题的诱因。她觉得丈夫是她的天，现在丈夫生病了，天就塌了，造成了她的内心冲突。而且，这个应激事件持续存在，超过了她的应对能力，使她出现了焦虑症状。

应对方法 ••••••••••••••••••••••••••••••••••

惊恐障碍的治疗目标：减少或消除发作，减轻对再次发作的担心，提高生活质量，改善社会功能。药物治疗和心理治疗是有效的。

针对婷婷的具体情况，制订方案如下：

1 药物治疗

因为婷婷的症状发作频繁，首选新型抗抑郁药物，再配合小剂量苯二氮卓类抗焦虑药物，并叮嘱她按时服药。

2 心理治疗

在与婷婷建立良好治疗关系的情况下，每周开展 1 次认知治疗，逐渐对她的认知进行重构，纠正躯体不适感觉的灾难化解释。原来认为"我会死掉"，认知重构后她发现，惊恐发作是心理障碍的结果，躯体症状通常不会导致生命危险。治疗期间指导她做呼吸放松和渐进式肌肉放松，增加治疗信心。

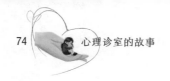

　　经过两个月的药物治疗和心理治疗，婷婷的症状基本消失，可以正常工作和生活了。

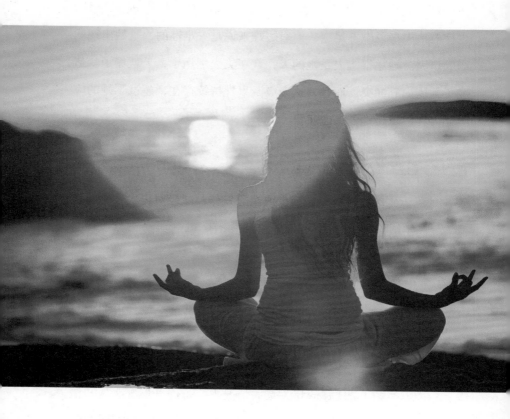

"坐卧不安"的沈律师

沈律师，女，48岁。1年前，体检时发现心脏有暂停。她非常担心，去了多家医院，做了各种检查。医生说除了有点早搏，没什么太大问题。可是，沈律师就是不放心，每天提心吊胆、坐立不安，感觉胸闷、肌肉疼痛，认为心脏都暂停了，说不定哪天就会死了。

她逐渐变得无精打采，不敢外出独自代理案件。同事和她说话也不理会，回家后动不动就发火，晚上躺在床上时，觉得心脏一会儿跳得快，一会儿跳得慢，像怀里揣了一只小兔子。有时感觉心脏要跳到嗓子眼儿了，耳朵贴在床上就能听到心脏"咕咚咕咚"跳的声音，吓得她全身发抖、大汗，根本不敢睡觉。她总担心有不好的事情发生，凡事总往坏处想。一会担心儿子毕业后找不到工作，一会担心老公开车会有危险，一会又担心自己死了没人照顾父母……

沈律师的这种情况持续1年未见好转，不能坚持工作了，家人带她去心内科住院治疗，心脏早搏明显好转，但是她又发现所服药物说明书上标明有严重副反应，于是又担心自己会出现那种反应。她越想越害怕，寝食难安，有时哭泣，惶惶不可终日。最后心内科医生建议她来心理门诊就诊。

　　沈律师的心理测验结果提示：重度焦虑、轻度抑郁。

专家解读 ···

　　沈律师患的是广泛性焦虑障碍，又称慢性焦虑障碍。

　　广泛性焦虑障碍是以持续、全面、过度的焦虑感为特征，这种焦虑与周围任何特定的情境均没有关系，一般是由过度担忧引起的。典型的表现常常为担心自己或亲戚患病或发生意外，过分担心工作或社交能力。症状多变，可出现一系列生理和心理症状，如感觉心慌、身体发紧、全身大汗、无法集中注意力等。病程至少 6 个月。

　　广泛性焦虑障碍的发生常和生活应激事件相关，特别是威胁性的事件，如躯体疾病、人际关系及工作问题，生活应激事件的持续存在可导致广泛性焦虑障碍的慢性化，同时思维方式也可使症状顽固化。沈律师因为心脏早搏出现过度担忧，导致睡眠不好。她越睡不着越感觉心脏难受，越感觉心脏难受就越睡不着，形成恶性循环，弄得她痛苦不堪，使症状严重而顽固。

应对方法 ···

　　慢性焦虑障碍的治疗主要包括药物治疗、心理治疗和物理治疗。

　　针对沈律师的现状，医生为她进行了联合治疗。

1 健康教育

耐心倾听沈律师的讲述，设身处地分析她的问题，对于她的焦虑和伴发的躯体症状给予准确、清晰的解释。并告诉她药物可能几周后才有效，一定要按时服药，不能自行停药，症状改善后还要继续用药巩固治疗。

2 心理治疗

为她每周做 1 次认知行为治疗，增强她的自我调控能力，改变她"灾难化"地想象事件结果，进行认知重建，并通过正念治疗来缓解焦虑。

3 药物治疗

使用新型的抗抑郁药物治疗，改善焦虑抑郁情绪。

4 物理治疗

通过经颅磁刺激治疗，改善睡眠和焦虑症状。

5 运动干预

鼓励沈律师进行适当的体育锻炼，建议每周 3～4 次有氧运动，每次 40 分钟左右，可以慢跑，练习瑜伽，打乒乓球，放松身心。

1 个月后沈律师的焦虑症状明显减轻，2 个月后痊愈出院，恢复工作，又可以独自代理案件了。

相关知识 ·······························

1 焦虑障碍，又称焦虑症或焦虑性疾病，是以焦虑综合征为主要临床表现的一组精神障碍。2019 年 2 月 18 日，北京大学第六医院黄悦勤教授等在《柳叶刀·精神病学》在线发表研究文章，报告了中国焦虑障碍的终身患病率为 7.6%，占各类精神障碍的首位。女性焦虑障碍患病率明显高于男性。

2 焦虑综合征表现为精神症状和躯体症状。精神症状是指一种提心吊胆、恐惧和焦虑的内心体验，伴有紧张不安；躯体症状是指自主神经系统功能亢进症状，如心悸、胸闷、口干、出汗、肌紧张性震颤、颤抖或颜面潮红、苍白等，常在精神症状基础上伴发。

3 焦虑障碍是临床中最常见的精神障碍之一，分为急性焦虑障碍、慢性焦虑障碍、恐惧症和分离焦虑障碍。共同特征为：常与心理社会因素有关；多有一定的易感素质和人格基础；主要症状表现相似；没有可以证实的器质性疾病；主动求治，社会功能相对完好。

4 正念治疗是近年来发展比较迅速的心理治疗方法。正念治疗的核心首先是觉察，其次是不评价及接纳。练习方法主要包括：正念呼吸、身体扫描、思维觉知、情绪觉知、正念运动、正念进食等。大量研究证实，正念治疗对于失眠、焦虑、抑郁、高血压等都有很好的疗效。

健康贴士

1.药物治疗焦虑障碍是有效的，但是一定要先就诊。在专业医生的指导下选择合适的药物，还要严格按照医嘱服药，不要自行调整用量或减停药物。

2.认知行为治疗是公认的、有效的治疗方法。

3.当您出现焦虑时，可以采取呼吸放松法、正念治疗等缓解焦虑。

4.适当的体育活动，如跑步、打乒乓球、打太极、爬山等有氧运动对焦虑障碍的康复也是有利的。

情感篇

张国荣、海明威、丘吉尔、贝多芬，这些人的名字相信大家并不陌生，有明星、作家、政治家和音乐家。他们之间看似没有关联，实际上却被同一种疾病反复折磨。他们都曾经郁郁寡欢，度日如年，痛苦难熬，悲观绝望。

　　还有一群人，和他们有一样的痛苦感受，但有时却感觉活力四射，无所不能。有时一种心境持续好久，有时两种心境频繁交替。如同坐"过山车"般跌宕起伏，如同六七月的梅雨时节阴晴不定，如同在天堂和地狱之间游走，如同在冰火两重天里穿行……

"职场抑郁"的女博士

梦竹，是一位年轻的女博士，毕业后顺利找到了工作。她性格开朗，积极上进，一个人在大城市里奋斗，憧憬着美好的未来。然而职场的竞争是激烈的，长期的工作压力使梦竹严重失眠。她每天凌晨三点就醒来，醒后不能再入睡。日间工作时常感到乏力，反应变得迟钝，时不时出现一些小错误。有一次，她在工作中出现严重失误，给公司造成了不小的损失。梦竹羞愧难当，不得不辞职。

离职后的梦竹心情变得很糟糕，认为自己一无是处。两个月来，她待在出租屋里，把窗帘拉上，害怕见到亮光。她不再化妆打扮，不再按时吃饭，每天昏昏沉沉的，感觉活着好累，自己如此失败，对不起家人，不如就此解脱。一天，她切断了与家人和朋友的联系，走上了天台……幸好被小区保安及时发现报警救下。父母闻讯火速赶来，边哭边哄她劝她，但是梦竹的心门好像完全关上了一样。家人不得不陪她来到了心理门诊。

医生详细了解了梦竹的情况，为她做了相关的心理测试，汉密尔顿抑郁量表 –17 评分为 24 分，提示重度抑郁。

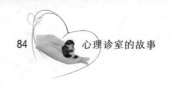

专家解读 ••

梦竹患的是典型的抑郁症。

抑郁症是指各种原因引起的以显著而持久的心境低落为主要临床特征的一类情感障碍。我们在生活和工作中都会遇到一些挫折或刺激，会出现难过、悲哀、沮丧等抑郁情绪，但是这种情绪往往是一过性的，是正常的情绪反应。而抑郁症除了有抑郁情绪外，还会有兴趣和快感的缺失，自我评价过低或无价值感，严重时会有自杀行为，且情绪低落时间往往超过两周以上。

据目前医学研究，抑郁症的病因可能有以下几个方面：

1 遗传因素

抑郁症受一定遗传因素的影响，与患病者血缘关系越近，患病的可能性越大。

2 环境因素

生活中突发的各种重大生活事件、人际关系紧张、经济困难等都可以促发抑郁症。

3 生物化学因素

脑内神经递质的紊乱，如能够让人快乐的去甲肾上腺素、5-羟色胺、多巴胺等神经递质减少，可以导致抑郁症的发生。

4 性格因素

有内向、悲观、自卑等性格特征的人比较容易患抑郁症。总之，抑郁症是生物、心理和社会环境这些因素综合导致的。

应对方法

医生建议梦竹住院治疗，并根据梦竹的情况制订了药物、物理及心理治疗相结合的综合治疗方案。

1 药物治疗

入院后给予梦竹抗抑郁药物治疗。药物治疗是中度以上抑郁症的主要治疗措施，主要通过调节脑内神经递质的水平来缓解抑郁症状。

2 物理治疗

因为梦竹有严重的自杀行为，故联合无抽搐电休克治疗快速缓解自杀观念。临床上对有拒食、严重自杀倾向或出现过自杀行为的患者，或使用抗抑郁药治疗效果不佳的患者，可采用无抽搐电休克治疗。轻中度的抑郁发作，也可以选用经颅磁刺激治疗。

3 心理治疗

在梦竹病情逐渐平稳后，心理医生为她做了认知行为治疗。目的是纠正她的歪曲认知，指导她进行自我情绪监测，并进行放松训练，梦竹的情绪逐渐发生变化，抑郁症状得到了明显改善。

经过2个月的住院治疗，神奇的事情发生了，梦竹的精神状态好多了，以前那个阳光开朗的梦竹回来了。她说："乌云过后是晴天，只有经历过黑夜的人，才明白阳光的可贵！"

相关知识 ··

据统计，全球约有 3 亿人患抑郁症，中国抑郁症的终生患病率为 6.87%，差不多每 16 个人当中就有 1 个是抑郁症患者。随着社会的发展，人们工作和生活压力不断增大，特别是近几年新冠肺炎疫情的肆虐，抑郁症的发病率还在不断增加。

1 抑郁症的治疗

抑郁症临床表现多样，病程迁延，反复发作。患者的社会功能受损，自残、自杀率相对较高，不仅患者深受痛苦，也给社会带来沉重的负担。如果能做到早发现、早治疗，大部分患者能走出阴霾，回归正常生活。对于抑郁症，目前主张全病程治疗，分为 3 个阶段。

（1）急性期治疗。控制症状，尽量达到完全缓解。根据症状特点及既往治疗情况选择合适的药物，一般为 2 ~ 3 个月。

（2）巩固期治疗。巩固期患者病情没有达到完全稳定的状态，复发风险较大，需要巩固至少 4 ~ 6 个月，应该继续原剂量使用急性期有效的药物。

（3）维持期治疗。为了降低抑郁症的复发风险，在巩固期结束后，应该进入维持期治疗。维持时间意见不一，一般至少 2 ~ 3 年，多次复发者主张长期维持治疗。

2 复发原因

据统计，一般首次患抑郁症后 2 年内，50% 的患者会复发；再次患抑郁症，大概 70% 的患者会复发；3 次以上患抑郁症，90% 的患者会复发。其中最主要的复发原因是盲目自行停药。

3 撤药综合征

抗抑郁药物突然停用能够导致一系列躯体症状和心理症状，称为撤药综合征。常见的躯体症状有失眠、头痛、头晕、食欲减退、疲惫困倦、出汗、震颤、寒战、恶心、呕吐、关节疼痛等；心理症状包括激越、焦虑、静坐不能、易激惹、注意力不集中、意识模糊、记忆力下降等。所以，停药前一定要听医生的建议。

4 无抽搐电休克治疗（MECT）

此法又称改良电休克治疗，是指在使用麻药和肌松药物让患者失去意识后，再以一定量的电流刺激大脑皮层，让其在短时间内出现癫痫样放电的一种治疗方法。经过大量的临床实践证实，MECT 的安全性较高，目前在临床上广泛应用于精神类疾病的治疗，尤其在抑郁症、精神分裂症、躁狂症的治疗上效果更好。

健康贴士

在治疗过程中，需要身边人的支持和帮助，家属对抑郁症患者康复会起很大的作用。

1. 密切监护

家属要密切监护患者，善于捕捉患者的病情变化，如果他一直郁郁寡欢，但是突然出现症状明显好转，此时家属要特别留意，可能患者会出现过激行为。

2. 督促服药

家属需对抑郁症有正确认知，肯定药物的治疗作用，同时督促患者按时服药与复诊。

3. 情感支持

家属要为抑郁症患者多提供情感支持，在他没有抵触心理的前提下多谈心、多开导。

"夕阳型"抑郁的钱大爷

钱大爷，退休后生活安定。他每天在家里弄弄花草，打打麻将，打打太极拳，逗逗小孙子，退休生活丰富多彩。但是，近几个月来，几个老同事突然相继去世，钱大爷变得郁郁寡欢，无精打采，对摆弄花草完全没有兴趣，麻将也不打了，即使和小孙子在一起，也没有像以前那样开心。钱大爷经常心烦、胸闷、睡不好觉、腰酸背痛、头晕头疼，反复去医院检查，都没查出明显问题。这反而更加重了他的忧虑，吃了不少药，病还是不好。

随着时间的推移，钱大爷明显感到自己变笨了，反应迟钝了，记忆力明显减退，刚做过的事，一会儿就忘了。钱大爷不愿出门，大多数时间都是一个人呆呆地坐在家里，什么也不想做，心里充满绝望。

家人认为钱大爷患"老年痴呆"了，于是带他到心理门诊看病。

专家解读 ··

钱大爷患的是老年期抑郁症。

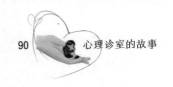

　　几个老同事的相继去世对钱大爷刺激挺大，他认为自己也是时日不多，存在明显的情绪低落、兴趣及愉快感缺失、精力减退、思维迟缓，还有躯体不适症状。

　　老年期抑郁症是指首次发病在 60 岁以后的抑郁发作，患病率较青壮年期低，但近几年呈上升趋势。老年人由于生理功能下降，心理承受能力和社会适应能力降低，再加上退休、空巢、丧偶、疾病等心理社会因素，很容易患上抑郁症。

　　老年期抑郁症要与痴呆鉴别，老年期抑郁症患者的迟钝常常被误认为是痴呆，因为思维联想明显迟缓及记忆力减退，可以出现明显的认知功能损害症状，就像钱大爷一样，出现了类似痴呆的表现，但是它是可逆的，国内外学者将此种表现称为"抑郁性假性痴呆"。而老年痴呆是真正意义上记忆、智能的下降，是不可逆的，它的情绪低落及其他抑郁症状多不明显。另外，老年期同时伴有许多躯体疾病，也会导致抑郁情绪，也需要仔细鉴别。

应对方法 ···

　　医生对钱大爷采用了心理治疗和药物治疗相结合的方法。对于老年期抑郁症的治疗，除了遵循抑郁症的一般治疗原则外，要特别注意老年人的病理生理改变及社会地位改变的影响。要根据老年人的身体状况和心理特点选择合理的治疗方案。

1 心理治疗

心理治疗在老年期抑郁症中的地位十分重要，通过倾听、理解、疏导、鼓励、保证等方式，使钱大爷产生安全感，树立自信心，从而帮助其改善抑郁情绪，增强适应社会、应付环境的能力。

2 药物治疗

因为老年人需要服用的药物可能较多，所以选择药物之间相互作用少的抗抑郁药，要特别注意用药的剂量及其不良反应。

钱大爷经过治疗，慢慢从自己的负性情绪中走出来，情绪一天天好转。3 个月后，精神头又恢复了，继续享受天伦之乐。

相关知识 ·····························

老年抑郁症的症状往往不太典型，主要表现为情感低落、认知功能损害、躯体症状、疑病症状等。

1 情感低落

情感低落为抑郁症的核心症状。主要表现为持久的情绪低落，患者常闷闷不乐、郁郁寡欢、度日如年；觉得曾经的兴趣爱好变得没意思，生活枯燥乏味；无助与无用感明显，自责自罪。半数以上患者可有焦虑、激越、紧张担心、坐立不安，有时躯体性焦虑会完全掩盖抑郁症状。

2 认知功能损害

患者大多存在一定程度的认知功能下降，如记忆力、计算力、理解和判断能力等的损害。

3 意志活动减退

行动缓慢，生活懒散。不想做事，不愿与周围人交往。总是感到精力不够，全身乏力，甚至日常生活不能自理。

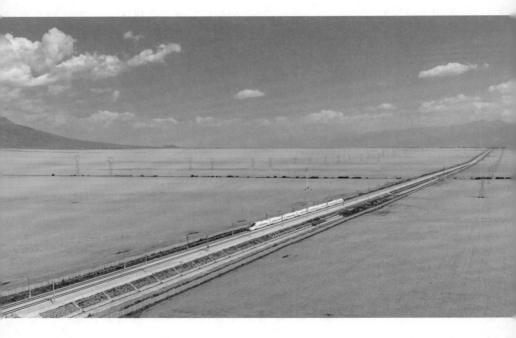

4 自杀观念和行为

严重抑郁发作的患者常伴有消极自杀观念和行为。老年抑郁症患者的自杀危险性比其他年龄组患者大得多，尤其在抑郁与躯体疾病共同存在的情况下，自杀成功率较高。

5 躯体症状

疼痛综合征如头痛、颈部痛、腰酸背痛、腹痛和全身的慢性疼痛；消化系统症状如腹胀腹痛、恶心等；类心血管系统疾病症状，如胸闷和心悸等；自主神经系统功能紊乱；还可有睡眠障碍。

6 疑病症状

过度关注自身健康，有躯体不适会主动要求治疗，但常否认或忽视情绪症状，只认为是躯体不适引起的心情不好。

如果老人出现上述表现，要及时到医院就诊。由医生明确诊断，积极进行治疗，避免疾病的发展。

健康贴士

老年期抑郁症的发病与心理社会因素有关，做好预防措施是十分必要的。预防的原则在于减轻老人的孤独，消除与社会的隔绝感，并增强老年人的自我价值。具体措施如下：

1. 鼓励老年人参加一定限度的力所能及的劳动。

2. 督促老人走出家庭，与其他老人进行交流，多参与集体活动。

3. 尽量避免老年人独居，并尽量减少住所搬迁，以防止由于适应困难而出现问题。

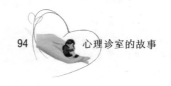

想"掐死娃"的新妈妈

米莱，是一位新妈妈，生完宝宝后心中充满了当妈妈的幸福感。但是好景不长，孩子出生后的几天，米莱都难以入睡，醒得也比平时早。她开始感到不开心，充满不安，担心自己没有能力养大孩子。

丈夫很不理解米莱，觉得她杞人忧天，两人经常吵架。米莱的心情越来越压抑，食欲越来越差，睡眠也越来越少。她已经体会不到做母亲的乐趣，认为孩子是个累赘。只要天一黑，她就感到一阵阵紧张、恐惧，脾气越来越坏，常对着丈夫大喊。失眠的时候，她呆呆地看着孩子，多次冒出"把他掐死"的念头。米莱的精神状态越来越差，认为自己不仅照顾不了小孩，也照顾不了自己，成了一个废人。她不想活了，觉得自己没救了！最后家人陪同米莱来到了心理门诊。

米莱的产后抑郁量表提示：重度抑郁。

专家解读 ••

米莱患的是产后抑郁症。

产后抑郁症是指产后 4 周之内发生的抑郁发作。目前我国 50% ~ 75% 的孕妇在产后第一周会出现轻度抑郁症状，10% ~ 15% 的产妇患有产后抑郁症。产后 1 个月的女性抑郁症发病率 3 倍于非产妇。除了血液中激素的剧烈变化外，心理社会因素也与产后抑郁症的发生密切相关。危险因素包括早年家庭关系、婚姻问题、不良的生活事件、缺少家庭支持、既往患有抑郁症等。产妇一旦有产后抑郁发作，以后复发的危险为 30% ~ 50%。

米莱没有做好产后的角色转换。丈夫的不理解和夫妻间的争吵更加重了她的心情低落和压抑。她感到深深的自责，认为自己没有用，不能照顾好孩子。她担心这担心那，难以入睡，还有强烈的消极观念，想和孩子一起死。

应对方法 ••

1 心理治疗

米莱在门诊做了相关的心理治疗，包括认知行为治疗、人际心理治疗等，让她学会和自己相处，接纳自己的不完美，接纳因孕育带来的身体、心理的变化，帮助她解决"做个完美妈妈"的丰满理想与"一地鸡毛"的骨感现实之间的巨大差距带来的心理冲突，学会简单明确地向伴侣表达自己的需求，坦诚地寻求帮助。

2 家庭教育

医生对米莱的丈夫也进行了心理教育，告诉他产妇需要关心、呵护，夫妻二人要凝聚为团结的队友，互相支持，彼此鼓励，遇到冲突时积极沟通，共同营造温馨和谐的家庭氛围。

3 药物治疗

配合小剂量的抗抑郁药治疗并停止哺乳。

2个月后，米莱恢复了正常，她的心情好了起来，每天悉心照顾宝宝，她说她非常有信心将宝宝养大成人！

相关知识

产后抑郁发作的症状与非产后抑郁发作的症状没什么不同，但是产后抑郁的病情往往更为波动，情绪的变化也更大。产后抑郁症也可以出现幻觉、妄想等精神病性症状，内容常与新生儿有关。

产后抑郁症的一般表现包括：

1.大部分时间情绪低落、闷闷不乐、不爱说话。

2.脾气变得暴躁，易激惹。

3.思维迟缓，反应慢。

4.动作行为减少，不愿意做事情。

5.失眠、食欲下降。

6.自我评价降低，常常自责、自罪。

7.兴趣感降低，对以前感兴趣的事情包括对小宝宝失去兴趣。

如何预防产后抑郁症？

1. 家人理解关心

家人要学习照顾产妇和育儿的知识，多理解、关心产妇，积极分担家务和照顾孩子。

2. 告知育儿经验

家人及时告知产妇照顾婴儿的知识和经验，帮助产妇平稳地度过忙乱期。

3. 创造舒适环境

努力为产妇创造一个安静舒适的休养环境。

4. 做好角色转换

帮助产妇做好角色转变，积极应对各种变化。

5. 力求简化生活

产妇在产后 1 年内不宜做出重大的生活改变。

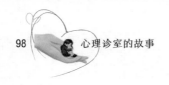

"过山车"里的阿浪

　　阿浪，一位 27 岁的帅小伙，性格开朗，乐于助人。但是，阿浪与妻子在为人处世上观点经常不一致，时不时地吵架，最终还是离了婚。

　　离婚后的阿浪忧伤、颓废，不愿与人交往。他不愿去上班，整日无精打采、疲乏无力，常常觉得自己一无是处，体验不到快乐。每晚辗转难眠，焦虑不已。内心的痛苦无以言表，仿佛只有死亡才能解脱。

　　3 个月后，在黑暗中煎熬了许久的他，像触碰到某个"开关"一样，开始积极、活跃起来。频繁参加各种聚会，高兴地拉着身边的人聊个不停，说话时绘声绘色，天马行空，让人感到轻松、愉快。他认为自己什么都是好的，整天忙碌不休，可是每一件事都做得虎头蛇尾。

　　因为工作经常马虎，他多次被领导约谈，可他并不在意，觉得自己永远是对的。渐渐地，周围的人觉得他话太多，只要开始谈话，便无法结束。他花钱变得大手大脚，挥霍无度。一言不合，便激动吵架，甚至与人大打出手。

两年的时间里，阿浪的情绪就像坐"过山车"一样，在高低起伏中穿梭，在喜怒哀乐中切换。这样跌宕起伏的心境感受，让他疲惫不堪，他的生活、工作、人际交往变得一塌糊涂。

专家解读 ●●

阿浪患的是双相情感障碍。

双相情感障碍是既有躁狂或轻躁狂发作，又有抑郁发作的一类心境障碍。遗传因素、环境因素及心理社会因素在发病过程中均有重要作用，大多数患者初发年龄在20～30岁之间，25岁以前发病更为多见。一般情况下呈发作性病程，躁狂和抑郁反复循环发作。首次多为抑郁发作，常一至数次抑郁发作后再出现躁狂或轻躁狂发作。

阿浪在两年时间里，以抑郁为首发症状，后又出现躁狂症状，并且严重影响他的工作和生活。结合详细的躯体检查、辅助检查及相关心理测评结果，排除了其他疾病，符合双相情感障碍的诊断。

应对方法 ●●

医生为阿浪进行了物理治疗、药物治疗和心理治疗。

1 物理治疗

阿浪入院初期兴奋、吵闹，不配合管理，为了快速控制精神运动性兴奋症状，口服药物的同时配合了无抽搐电休克治疗。

2 药物治疗

以心境稳定剂治疗为主，配合新型抗精神病药物，平稳情绪，改善睡眠。

3 心理治疗

阿浪经过药物和无抽搐电休克治疗后，病情明显改善。之后联合了认知行为治疗，帮助阿浪提高应对问题的能力，更好地认识疾病，学习更多的应对措施，预防复发。

4 健康教育

告诉他坚持服药对于康复非常关键，过早停药会使他的症状加重或增加复发风险，不能自行减药、停药。建议他合理饮食、规律锻炼、保持充足的睡眠、学会减压及放松。正确对待疾病，处理好与周围人的关系，更好地适应社会、家庭生活和工作。

经过1个月的治疗，阿浪的情绪明显稳定，3个月后回到了正常的工作和生活状态。

相关知识

1 双相情感障碍的患病率总体呈现逐年上升的趋势，但其识别率、诊断率和治疗率依然很低。首次多为抑郁发作，因此很多患者首次就诊被诊断为抑郁症。生活中，很多患者在轻躁期，因心情愉悦而拒绝就诊，而家人也未能给予足够的重视，常常延误诊断和治疗，影响预后。故早发现、早诊断、早治疗非常重要。

2 如果抑郁症患者治疗期间抑郁情绪快速改善，或者服用抗抑郁药后出现转躁倾向，需高度警惕双相情感障碍。

3 双相情感障碍病程具有发作性、波动性特征，可有抑郁、躁狂，轻躁狂的表现。间歇期表现与正常人无异。

4 双相情感障碍如果不加治疗或者治疗不当，复发率相当高，规范化治疗很重要。

5 双相情感障碍患者，如出现躁狂发作，最好的办法是延迟满足，缓解冲动，躁狂发作时会很兴奋，可以通过运动把过多的能量消耗掉。当出现抑郁时要改变自己的消极态度，学习一些心理调节的方法，尽量减少负面想法。

6 双相情感障碍治疗时间为：
急性期：一般需治疗 6～8 周。

巩固期：躁狂或混合发作需治疗 2～3 个月，抑郁发作需治疗 4～6 个月。

维持期：一般首次发作维持期需治疗 3～6 个月，复发两次以上治疗最少 2 年。

健康贴士

1. 及时住院治疗

出现躁狂发作，冲动、伤人行为，或有自杀、自伤行为风险的双相情感障碍患者应该及时住院治疗。

2. 遵照医嘱服药

家属要了解双相情感障碍相关知识，要始终与医生保持联系，督促患者按照医生的指导调整用药。

3. 换季预防复发

许多患者秋冬或开春季节病情易反复，当季节转换时，应加强对疾病的监控。杜绝饮酒，控制吸烟，注意休息，避免精神刺激，保持心态平衡。

躯体症状篇

四处『求医』的陈女士

到处『找病』的王老师

腹痛『难忍』的莎莎

"妈，北京、上海医院的大专家，都说您身体没有啥病，您就多出去溜达溜达，不往那上面想，行吗？"

"我感觉浑身上下没有好地方，你以为我是没事闲的，在装病吗？出去，我不想看到你！"

"老爸老爸，您别生气了，我马上和领导请假，明天再带您看病，大医院查不出来啥原因，咱们就找民间高手，行不？"

······

生活中，总有这样一些人，他们确实感觉各种不舒服，寝食难安，南下北上到处看病，可就是查不出身体有什么问题。即使检查出一些小问题，也与他们的痛苦体验明显不相符。多数患者要历经 1 ～ 2 年的辗转周折，最后抱着试试看的态度来到心理门诊。

四处"求医"的陈女士

　　陈女士，50 岁，是一名银行职员。3 年来，她吃不好，睡不好，不是头晕、头痛，就是腰疼、腿疼、胃难受。总之不是这里不舒服，就是那里不舒服。她在省内的大医院、小医院多次做相关检查，没有发现身体有问题。

　　陈女士说："我真感觉难受，怎么会查不出来呢？"丈夫看到她每天愁眉苦脸、唉声叹气的，非常心疼，就带着她去北京看病。结果北京的专家也说，身体检查没什么异常。专家告诉她注重休息，放宽心，多出去运动运动。

　　陈女士试着这样去做，可是她依然"难受"。丈夫又带着她寻中医，找偏方，头痛医头，脚痛医脚。她感觉时好时坏，怀疑自己得了不治之症，反复上网搜集相关信息，变得越来越焦虑，易发脾气，不能做家务，也不能正常上班。一有风吹草动更是紧张，尤其听说熟悉的人患重病或者去世就更紧张了，必须马上去医院看病不可。

　　陈女士说："医生，我这病就像在兜里揣着似的，随时会犯。这到底是什么原因啊？我是患了精神病吗？"她边说边掏出包里的体检单，一大摞的各种检查，应有尽有。

陈女士的心理测验结果提示：严重的躯体化症状、中度的抑郁及焦虑。

专家解读

陈女士患的是躯体化障碍。

陈女士反复出现的躯体不适症状与心理因素有很大关系。经了解得知，陈女士的母亲有心脏病，她经常陪母亲检查、住院，最后母亲还是去世了。陈女士非常担心自己会遗传心脏病，一想到母亲就会控制不住地心跳加速，后背发紧发热。

陈女士的躯体不适症状持续了3年，经常变化。主要涉及呼吸、循环、消化系统，常有心慌、胸闷、气短、恶心、胃胀等表现，但多次的检查结果都没有问题。她反复就医，迁延不愈，伴有食欲下降、体重减轻和失眠症状。她不能料理家务，也不能胜任工作，看病几乎成了她生活的全部。

躯体化障碍是一种心理疾病，不同于大众印象中的"精神病"。这类人群一般比较敏感，容易紧张，会出现各种各样的身体不适，常伴有焦虑、抑郁情绪，但情感协调，能够与人正常交流，不会出现幻觉、妄想等精神病性症状。

应对方法 ···

　　医生为陈女士制订了个性化的综合治疗方案。以心理治疗为主，药物治疗为辅。

1 心理治疗

　　（1）认知行为治疗。耐心倾听陈女士的就诊经历，理解和接纳她的痛苦感受，并进行心理健康教育，帮助她识别负性自动想法及常见的认知错误，纠正她认为得了不治之症的"灾难化"歪曲认知。鼓励她积极行动起来，学会放松训练及自我调节，建立自信。多参加文体娱乐活动，不再反复检查、盲目治疗，正确应对身体出现的不适感。

　　（2）家庭治疗。对家属进行健康宣教，提高对疾病的正确认识，让家属认识到家庭支持对陈女士的康复是非常重要的。家属多理解、多关心陈女士，会大大增强她战胜疾病的信心。

2 药物治疗

　　给陈女士使用小剂量抗抑郁药物和抗焦虑药物治疗，以利于改善不良情绪和睡眠。

　　两周后复诊，陈女士的睡眠明显改善，焦虑紧张情绪得到一些缓解，躯体不适感减轻。经过 3 个月的综合治疗，她发生了明显的变化，开始关心家人，操持家务，能够正常上班了。

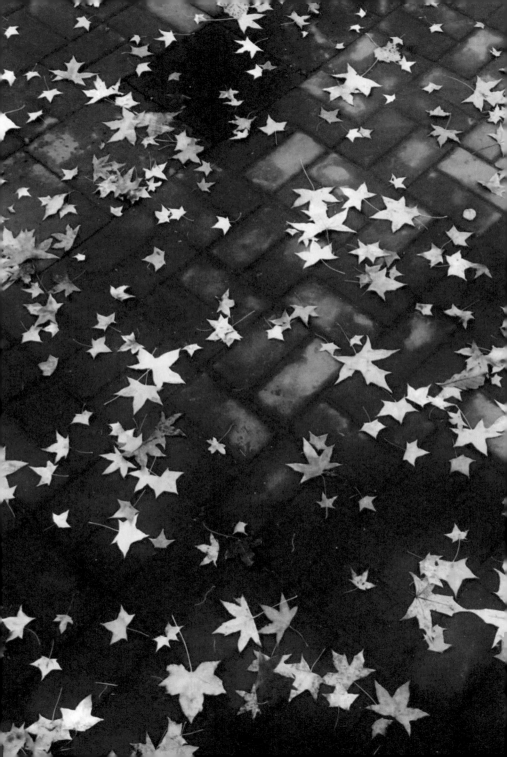

到处"找病"的王老师

　　王老师，45岁，性格内向，很少与周围人来往。5年前，王老师在一次体检中发现转氨酶轻度增高，认为自己得了肝炎，于是买相关的书籍了解肝脏疾病知识。他反复到医院对肝脏进行各种检查，坚持每月进行1次肝功化验和肝脏超声检查。每到寒暑假，他都要在网上预约知名专家看病。妻子只好陪伴他四处就医，花了很多钱。

　　王老师每次都对检查结果的细微差异十分重视，认为这种差异"证实"了他身上疾病的存在。每当医生告诉他没有肝炎，王老师总是不相信。他认为自己的病比较特殊，现在的检查技术不够先进，查不出来。他不停地上网查找这种疾病的最新检查方法。

　　王老师平时非常注重养生，在饮食上格外注意，滴酒不沾。每当腹部稍有不适，他就认为疾病在进展，担心肝炎发展成肝硬化甚至肝癌。

　　5年里，王老师始终珍视自己的肝脏，从没有放松对自己肝脏的"侦查"，总是提心吊胆的。

　　一位知名肝病专家建议他看看心理医生，王老师很不情愿地来

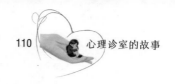

到了心理诊室。

专家解读

王老师患的是疑病症。

王老师性格内向、敏感多疑、好幻想，对自己身体健康状况过分关注。因为担心自己患了肝炎或更严重的肝硬化、肝癌而反复就医检查。尽管多次检查结果均不支持肝病的存在，但是他不相信医生的诊断和解释，始终不能消除患有肝病的疑虑。

王老师先入为主地认为自己患有肝炎。在缺乏证据的情况下，他总是希望通过检查来证实他的想法并希望医生给予治疗。他过度担忧，害怕患上肝脏疾病，存在牢固的疑病观念，但未达到妄想程度。

疑病症患者常常不接受医生说的即使有某些症状也不代表真正患上某种疾病的观点。因此，他们对看心理医生比较反感，拒绝服用精神科药物，以至延误治疗，出现不同程度的抑郁、焦虑症状，影响正常的生活和工作。

应对方法

疑病症的治疗是一个长期过程，以心理治疗为主，治疗关系非常重要。反复地向患者保证并没有帮助，反而有可能导致患者对躯体症状的长期关注。单纯的药物治疗无法根治像王老师这样的顽固性疑病症。

1 支持性心理治疗

在未建立良好的治疗关系前，心理医生对王老师表示同情，耐心地倾听他的述说，对他说的疾病和症状没有马上否认，支持他关心自身健康是正当的，也没对治疗效果轻易下保证，巧妙地婉拒不必要的检查，逐渐削弱他的疾病行为。

2 建立治疗联盟

在建立了良好的治疗关系后，王老师的妻子也加入了治疗，因为妻子平时陪伴丈夫就医的行为强化了他的疾病观念。医生对家庭成员进行相关疾病知识教育，对以偏概全的歪曲认知进行重建，促进王老师对自己的身体情况和健康状态有相对正确的评估，制订切实可行的活动计划，引导家庭建立良好的互动模式，将患者的注意力从躯体症状转移到外界事物上。

3 药物治疗

针对王老师的焦虑症状，给予抗焦虑药治疗。

王老师经过 12 次个体心理治疗和 3 次家庭治疗后，疑病观念和对疾病的焦虑恐慌明显减轻，躯体检查频率从每月 1 次逐渐延长至 3 个月 1 次。

1 年后，再次见到王老师时，他是陪着"同病相怜"的同事来看病的。他说平时除了在饮食上养生，还开始去健身房锻炼。他和妻子商定每年只参加 1 次单位体检，不再做重复的检查。他的精气神与以前真是大不一样了！

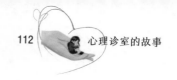

腹痛"难忍"的莎莎

　　莎莎，女，30岁，大学毕业后自己开了一家饮品店。从选料到制作，她亲力亲为，追求高品质，制作的饮品很快受到年轻人的青睐，生意做得很火。但是，近半年莎莎却受到了下腹部疼痛的困扰。

　　莎莎开始以为是盆腔炎，到一家医院妇科就诊，进行相关检查，结果未发现异常。又到普外科就诊，也没发现问题，但莎莎的疼痛始终没有消除。有时隐约的酸痛可以忍受；有时则需要服用止痛药来缓解疼痛。莎莎通过朋友介绍，来到心理诊室。

　　通过交流得知，莎莎想扩大经营的设想，没有得到家人的支持，理由是资金不足，她会更累，还有不能照顾家庭。莎莎内心也很纠结，除了这些现实困难，她也担心投资风险。这期间，莎莎经历了一次生理期，出现下腹部疼痛，难以忍受，去医院检查没发现有什么异常。生理期结束后莎莎依然感到下腹部疼痛，但程度有所减轻，可以忍受。

　　此后，每当休息不好或生理期时，莎莎就会出现持续的下腹部疼痛。近半年来，她已经离不开止痛药。每当外出时，莎莎如果忘记带止痛药，就会感觉心慌、手麻。多次去医院检查，仍未见异常。莎莎常常紧张、害怕，有时发火，有时哭泣。

了解情况后，心理医生为莎莎做了相关的心理测试，评估她的人格特质和情绪状态。

专家解读 ••

莎莎所患的是持续的躯体形式的疼痛障碍，俗称慢性疼痛。

莎莎性格比较独立要强，做事追求完美，在创业投资的困扰下，出现了持续性的下腹疼痛，多次到医院检查未见异常，经常服用止痛药来缓解。在此期间逐渐出现了焦虑、抑郁情绪，且对止痛药也产生了一定的依赖。

慢性疼痛的突出特点是患者感到持续、严重的疼痛，不能用生理期或躯体疾病完全加以解释。疼痛的发生与情绪冲突或心理社会问题有关，医学检查不能发现疼痛部位有相应的器质性变化，病程常迁延并持续6个月以上，常为慢性波动病程。早期发病时积极治疗，预后良好。

慢性疼痛需要与抑郁症和焦虑症鉴别，慢性疼痛患者常出现不同程度的抑郁和焦虑情绪，但程度较轻。抑郁症的核心症状是情绪低落，精力减退，快感缺失，躯体症状及疑病观念是在此基础上伴发的，主要集中在胃肠系统，疼痛少见。焦虑症的担忧涉及生活各个方面，不局限于身体健康，疼痛也不多见。

应对方法

根据莎莎的疾病症状、发病时诱发因素及人格特征，医生为莎莎制订了个性化的综合治疗方案。药物治疗配合心理治疗，并辅助针灸理疗。家庭成员也要积极参与，创造温馨的家庭氛围。

1 药物治疗

首选具有缓解疼痛作用的抗抑郁药物。由于莎莎目前对止痛药存在依赖，指导她逐渐脱瘾，严格按照医嘱服药，不要随意增减。

2 支持性心理治疗

心理医生与莎莎共同制订了详细的治疗计划和治疗目标。对她表示理解和同情，让她对治疗抱有信心。帮助她了解所患疾病的性质，减轻精神因素的影响，更好地规划自己的生活。

3 认知行为治疗

改变错误的观念，重建正确的疾病概念和对待疾病的态度，学会转移注意力并与症状共存。让莎莎认识到，虽然病痛是她真实的感受，但并不存在器质性病变，对生命健康不会带来威胁。引导她面对选择时，如何寻找资源，解决内心冲突。

4 物理治疗

坚持每周针灸理疗，辅助缓解疼痛症状。

经过 3 个月的系统治疗，莎莎的疼痛症状缓解，不再服用止痛药，情绪稳定，并做出暂不扩大投资的决定，继续经营饮品店，稳步推进经营发展。

相关知识 ·····························

1 躯体形式障碍是一类以各种躯体症状为主要临床表现，但不能证实有器质性损害或明确的病理生理机制存在，与心理因素或内心冲突密切相关的精神障碍。患者常反复陈述躯体不适，四处求医却未能发现器质性病变，或即使有某种躯体疾病也不能用以解释其主诉症状的严重程度、性质及由此产生的观念和烦恼。

2 躯体形式障碍临床上以躯体化障碍、疑病障碍、持续的躯体形式的疼痛障碍三种亚型较为多见。

（1）躯体化障碍患者主要表现是述说身体许多部位的各种不适，但是一般都不是很严重或者很致命，他们渴望消除症状，解除痛苦。

（2）疑病症患者总是担心自己某个脏器患上比较严重甚至致死性的疾病，并执着寻找患上这种疾病的证据。他希望医生做出和他想象一样的疾病诊断，并要求治疗。

（3）持续的躯体形式的疼痛障碍患者的感受是真实和强烈的，饱受疾病折磨，反复就诊于综合医院内、外各科。他们拥有大量临床检查资料，用过各种药物，甚至做过外科手术，但效果不佳。

3 诊断躯体形式障碍需排除器质性疾病。起病年龄在40岁以上，躯体症状单一、部位较固定，且呈持续加重趋势者，应首先考虑可能存在器质性病变，并密切观察，不宜匆忙做出躯体形式障碍的诊断。

4 躯体形式障碍治疗早期，要在建立良好的医患关系和全面评估患者的生物－心理－社会因素的同时，注意处理患者的病痛并防止医源性的损害。长期目标是通过心理治疗的手段，提高患者的自知力，使他们能够找到更多的乐趣，更好地规划自己的生活。

健康贴士

1. 科学就医

如果您身边有家人或朋友，经常浑身不舒服，反复到医院检查没有结果，建议您带他们到心理门诊就医。切忌在网上查询对号入座，服用一些保健品或偏方，或用民间巫术等方法解除痛苦。看病时，不要忘了带上所有的检查结果。

2. 接纳不适

在治疗康复过程中，患者本人的努力非常重要，尝试接纳身体的不适症状，及时倾诉，寻求支持。

3. 药物治疗

抗抑郁药物、抗焦虑药物主要作用于脑内多巴胺、五羟色胺、胆碱酯酶、去甲肾上腺等神经递质，通过调节脑内神经递质的浓度改善情绪，提高认知功能。长期用药可以减少疾病复发，促进学习、生活及工作能力的提高。

4. 定期复诊

定期复查血常规、肝肾功能、血糖、血脂、心电图等，关注体重及腰围变化。

强迫篇

- 被疫情『吓坏』的淼淼
- 反复『纠结』的成浩

多洗几次手，多检查几次门窗，多核对几次账目，办公物品一定要摆放得整整齐齐的……现实生活中，我们可能因为过于追求完美，使生活变得太严肃、太认真，却忽略了"瑕疵"有时候也可以带给我们些许的美好。

　　目前，新冠肺炎疫情依然肆虐，我们的内心充满了紧张、恐慌。还能不能出门？接触到的人和物品，会不会携带病毒？外出买菜回来，手洗干净了吗？衣服需不需要消毒？家里要买一台消毒机吗？

　　随着大家对疫情防控知识的逐渐了解，大多数人紧张焦虑的情绪也逐渐得到平复和缓解。然而，许多有强迫素质的人更加怕脏、反复清洁，这段时期过得尤其艰难。

被疫情"吓坏"的淼淼

心理诊室内，年轻女孩淼淼迟迟不敢落座，担心医院的椅子上有新冠病毒。

23 岁的淼淼，是一位实习医生。2020 年初，全球爆发新冠肺炎，这种陌生的疾病无情地侵袭着人类。新冠肺炎病毒毒力之强，疫情传播之快，让很多人感到恐惧，生怕被感染，淼淼也是其中之一。

淼淼自幼就有轻微洁癖，但不影响正常生活。据她回忆，自己虽然不在疫区，所在城市也并无确诊病例，仍感到十分恐慌。那段时间她的洁癖明显严重了，很少出门，出门时怕沾染病毒，回来洗十几分钟手，外衣、鞋子要全部脱掉，彻底清洗消毒。

几个月之后，疫情好转，淼淼的洁癖却越来越严重了。她几乎不出门，即使迫不得已出去，办完事也要尽快回家，衣物彻底清洗消毒，还要泡几个小时的澡，反复搓洗身体，甚至搓破，仍感觉不够干净。大三时，淼淼硬着头皮返回学校，症状一直没有改善。她在校期间不与其他人接触，不参加集体活动，拒绝一切社交。大四实习期间，她因无意间看到了患者的排泄物，于是彻底崩溃了，以后再也不去医院了，实习被迫中止。

森森坦言："我现在觉得哪儿都脏，什么都不敢碰，非常痛苦！"

专家解读

森森目前患的是强迫症，以强迫行为为主，并伴有明显的焦虑情绪。

森森自幼虽有洁癖，但较轻微，不影响她的正常生活。森森的一些行为是强迫症状，但并不是强迫症。在新冠疫情发生后，由于对疫情的过度担忧，她控制不住地往坏处想，以至于无法自行从恐惧忧虑的情绪中走出来，强迫清洁等行为越来越重。森森目前反复清洁、内心痛苦、不敢出门等表现已经持续 3 年，严重影响了学习和生活，达到了强迫症的程度。

据国外最新研究显示，在新冠肺炎大流行期间，强迫症患者的心理健康遭受不利影响，但症状并没有明显加重，而此前没有强迫症的人则表现出更为明显的心理健康负担。

应对方法

森森目前强迫症状较重，自感非常痛苦，不能正常实习，医生建议在药物治疗的基础上配合心理行为治疗。

1 药物治疗

森森按时服用抗强迫药物，治疗一段时间后，她的强迫症状有了明显改善，伴随的焦虑症状也有所缓解。后续在按时服药的基础上，进行了心理治疗。

2 心理治疗

（1）健康教育。讲解新冠肺炎相关知识，包括新冠病毒常识、新冠肺炎疾病特点及如何正确预防等，引导森森正确看待新冠肺炎疫情。

（2）暴露＋反应预防疗法。将引起森森恐惧并产生强迫行为的情境划分等级，逐级暴露，并阻止她的强迫行为。对于由此引发的焦虑，给予抗焦虑药或做放松训练来缓解。

（3）森田疗法。指导森森不去与强迫对抗，理解、接纳目前存在的症状，顺其自然，并做自己该做的事。

半年后，森森仍在坚持服药，强迫症状虽然没有完全消失，但有了很大的改善。她可以带着轻微症状生活，并且顺利毕业，成了一名心内科医生。

反复"纠结"的成浩

　　成浩，男，30 岁，是一名工程师。从小家教严格，做事中规中矩。大三时，班主任觉得成浩做事沉稳，推举他当班级干部，他担心当班干部会影响学习，常为此纠结。当，怕影响学习；不当，怕得罪老师。他进退两难，反复权衡利弊，最终决定拒绝，但次日起床又开始犹豫。这种状态持续很久，继而出现心烦、失眠，学习成绩逐渐下降，考研失败。

　　一天，成浩去银行取 500 元钱，柜台递出五张 100 元，他没数就放进包里离开了。离开银行后，他怀疑钱数是否有错，想拿出来数一下，又觉得何必多此一举，应该不会出错，反复想了好多次，还是从包中拿出钱来仔细点数，的确是 500 元，才如释重负。但他转念又想是不是包中原来就有钱呢？于是又逐一回想上月的开支……

　　此后，成浩做事变得十分小心谨慎，锁门后要反复开关多次，验证是否锁好，因此上班经常迟到，被领导批评。他骑自行车时害怕撞到人，前后左右反复查看，路上无人的时候也是如此，连自己都觉得"神经兮兮"的，原本几分钟的路程总是延长到几十分钟。

专家解读 ·······························

　　成浩患的是强迫症。以强迫回忆、强迫怀疑等强迫思维为主。

　　以强迫思维为主的强迫症也比较常见，他们往往做事认真谨慎、追求完美。成浩大部分时间都处于强迫和反强迫的斗争之中，强烈的思想冲突使他感到焦虑和痛苦，虽然这些冲突都是他自己的想法，但大部分违背了他的意愿，极力抵抗，却无法控制，无法摆脱。

　　随着社会的发展，人们可能因为各种各样的原因产生持续反复的刻板想法，以至于对生活和工作产生影响。由于缺乏对强迫症的了解，不能及时采取有效的引导和治疗，患者往往会陷入长时间的困扰。

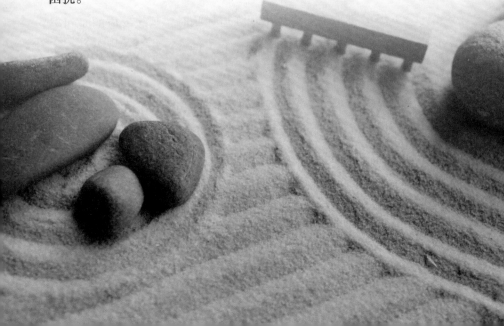

应对方法 ··

成浩的治疗方法主要为药物治疗和心理治疗。

1 药物治疗

给予成浩足量、足疗程的药物，较快控制住他的强迫症状及不良情绪。

2 心理治疗

（1）心理教育。对成浩进行耐心、细致的解释，使他了解疾病的性质，并引导他把注意力从强迫症状转移到日常生活、工作中去。

（2）正念治疗。指导他练习正念呼吸、身体扫描、正念运动等，帮助他减轻或消除焦虑情绪。

（3）15分钟法则。当他出现强迫症状时，延缓反应的时间至少15分钟。指导他从延缓5分钟做起，做感兴趣的活动，转移注意力。

（4）规律锻炼。建议他选择自己感兴趣的体育活动，每天40分钟到1小时，每周4次规律锻炼，但不要在睡前3小时内锻炼。

3个月后，成浩的强迫思维基本消失，他继续坚持服药，能正常生活和工作了。

相关知识 ⋯⋯⋯⋯⋯⋯⋯⋯⋯⋯⋯⋯⋯⋯⋯⋯⋯⋯⋯⋯

1 强迫症的两个主要方面是强迫行为和强迫思维。

（1）强迫行为。常见的情况是强迫检查和强迫清洗。正常情况下我们确认后就不再重复检查或清洗，而强迫症患者无法"及时刹车"，虽然他们明知毫无必要，却一遍又一遍地去做。

①强迫检查：患者为减轻强迫怀疑引起的焦虑而采取的措施，如因为怀疑门窗、天然气没有关好而反复检查。

②强迫清洗：因为怕脏而反复洗手、洗澡或清洁房子等，有的人不仅自己清洗，还要求家人也要按照他的要求清洗。

（2）强迫思维。反复出现在脑海里的某些想法、冲动、情绪等。患者能认识到这些是没有现实意义、不必要的，很想摆脱，但又摆脱不了，因而十分苦恼。常见的强迫思维有强迫怀疑、强迫性穷思竭虑和强迫意向。

①强迫怀疑：对自己言行的正确性反复产生怀疑，以致反复核实。如出门时怀疑门窗是否关好，反复检查还是认为没关好。

②强迫性穷思竭虑：如反复思考为什么1+1=2，而不等于3；为什么太阳是从东边升起而不是西边或南边升起。

③强迫意向：如站在阳台上，有一种想跳楼的冲动，难以摆脱，但从来不会去做。

2 目前强迫症的治疗目标是：尽量控制症状，能够正常生活。

（1）如果强迫症表现出现时间很短，对生活影响不大，通过自我调节、放松就可以解决。

（2）如果强迫的表现达到一定的严重程度，出现频率很高，大概一天中占到一个小时以上，影响正常生活，就需要去看专业医生。

（3）如果强迫症状的程度、持续的时间符合强迫症的诊断标准，就应诊断强迫症了，建议在专业医生指导下进行规范系统的治疗。

健康贴士

对于新冠疫情存在担忧是正常的心理表现，疫情期间好的卫生习惯应该继续保持，但过度地清洗消毒是没有必要的，甚至会对身心健康造成严重的负面影响。

1. 不与症状纠缠

强迫症的治疗需要一个过程，很难像外科疾病那样"去根"。当然，也有一部分人可以像高血压、糖尿病一样能控制住症状。不与症状纠缠，做到疾病本身虽然存在，但是并不影响生活状态。

2. 坚持规律生活

制订规律的生活计划，找到生活目标，也可以帮助改善强迫症状。

3. 预防强迫复发

强迫症状基本消失，不是最终的成功，最终的成功是学习如何应对外界的压力，防止强迫的复发。

"拿东忘西"的徐阿姨

    徐阿姨，今年 68 岁，是一名退休教师。2 年前，她开始出现记性不太好，做事情总是丢三落四。明明去菜市场买菜，可是回来时却两手空空，钱付了，菜也买了，却忘记拿回家。起初家人没太在意，以为徐阿姨年龄大了，平时操持家务，注意力不集中，做事分心，也可以理解。

    可是，慢慢地家人发现徐阿姨这种"记性不好"越来越严重了。在家做饭经常忘记关煤气，最严重的一次差点引起火灾，幸好被下班回家的儿子及时发现，才避免了一场灾难。

    事后，徐阿姨自己也很懊恼，怎么会这样呢？时间一天天过去，徐阿姨出现了越来越多的问题，如经常会记不住当前的日子，错过接小孙子放学的时间，甚至在学校附近也会迷路。购物时经常会因为算错钱与人发生争吵。大脑反应也不如之前灵活，家人意识到徐阿姨可能是生病了，于是带她来看医生。

专家解读 ....

徐阿姨目前患的是老年痴呆，也叫阿尔茨海默病。

老年痴呆是一种隐匿的、进行性的神经系统退化疾病，有记忆障碍、失语、失用、失认等症状。

正常人每当回忆不起某些事情，别人稍加提醒就会想起来，这是正常的老化过程，是每个人都要面对的自然规律。然而痴呆患者的大脑就像生了锈的齿轮，负责记忆的区域无法正常工作。每天的生活情景无法刻录进他们的大脑，所以无论别人怎么提醒，他们都无法回忆，而且很难学习新知识。

老年痴呆患者患病早期主要以近记忆力受损为主，常出现性格改变及情绪变化，如焦虑、抑郁。对时间、人物的分辨能力下降和做事能力下降等都是老年痴呆的早期表现。随着病情的进展，记忆障碍会越来越严重，还会出现幻觉、妄想等精神病性症状。到了晚期生活不能自理，需要完全依赖他人照护。

应对方法 ....

老年痴呆目前无法彻底治愈，但是早发现、早治疗，能够最大限度地提高患者的生活质量。我们虽然不能彻底逆转痴呆大脑的病理改变，但是可以通过服用抗痴呆药物最大程度地延缓患者认知功能衰退，减少精神症状的发生，同时积极进行康复训练也可减缓病情的发展。

医生针对徐阿姨的目前表现制订如下治疗方案：

1 药物治疗

服用抗痴呆药物，减缓痴呆症状进展，减少精神行为症状的发生。

2 健康教育

对徐阿姨的家人进行心理健康教育与行为指导，让他们了解疾病的相关知识和照料常识，以便更好地照料她。

3 康复计划

为徐阿姨制订适合她的康复训练计划，如散步、手指操、打太极拳等。鼓励她参加力所能及且感兴趣的运动，锻炼四肢力量和平衡功能。

经过系统治疗，徐阿姨的病情逐渐稳定下来了。

"不再精明"的贺主任

贺主任，50岁，是一名中层领导。2年前，因为与妻子经常吵架，逐渐感觉心情压抑、闷闷不乐、不愿接触人、失眠、心烦、爱发脾气。当时医生考虑为焦虑抑郁状态，口服药物治疗3个月后情绪改善不明显。

最近1年，贺主任在单位经常忘记开会的时间，讲话时还经常口吃，签字时常提笔忘字。在家时经常反复找东西，他告诉妻子自己钱包丢了，家里进贼了，次日却在橱柜里找到了钱包。贺主任反常言行越来越多，他已经不能胜任工作，在家经常跟妻子大喊大叫，有时自言自语，凭空对话，说手机被"美国中情局"安装了监听设备，将手机摔个粉碎。

妻子想不明白，一向精明强干的丈夫怎么变成了这个样子！

专家解读 ···

贺主任患的是早发型老年痴呆。

老年痴呆患者虽然65岁以上居多，但早发型老年痴呆起病于

65 岁之前，症状进展迅速，病程早期可出现多种高级皮层功能紊乱症状，包括失语、失读、失写及失用等。贺主任虽然只有 50 岁，却出现记忆障碍，讲话口吃，注意力障碍，执行能力及视空间障碍等认知功能受损症状，并且伴发幻觉、妄想等精神病性症状，结合头部影像学检查及痴呆量表结果，诊断为早发型老年痴呆。

应对方法

贺主任的治疗主要是药物治疗。治疗方案为抗痴呆药物联合小剂量抗精神病药物。

贺主任的精神病性症状改善后，在医生的建议下，还做了一些认知功能康复训练，如益智游戏、自然娱乐、记忆训练、反应训练等。

按照上述治疗方案，3 个月后他的精神病性症状基本消失，半年后认知功能也有所改善。他逐渐停服抗精神病药物，但一直坚持服用抗痴呆药物，并定期复诊。

1 年后随访，贺主任精神状态一直稳定，日常生活能自己料理，每天自觉去上班，但是不能从事之前的管理工作了。

相关知识

1 大家对老年痴呆普遍存在 3 个误区

（1）人老了，就该忘事。老年痴呆患者的大脑结构与正常大脑结构相比，已经发生明显变化。因此忘事也可能是病，如果你记忆力下降的速度明显快于同龄人，要高度重视，早期症状不容忽视。

（2）只有老年人，才患老年痴呆。虽然65岁以上是老年痴呆最常发病的年龄，但是近年来已有年轻化趋势，早发患者往往与遗传、外伤等因素有关。

（3）老年痴呆是不治之症，没必要去看医生。虽然老年痴呆不可逆转，也无法终止，但是药物治疗和科学的认知行为训练，可以延缓患者的病情进展，减少家属的照料时间，可以更早地对危险因素进行调控。

2 怎样更好地照料老年痴呆患者

（1）安全照护。"黄手环行动"是2012年9月央视新闻公益行动"我们的父亲母亲"发起的一项防止老年痴呆患者走失的爱心行动。为患者佩戴上黄手环，并在其中附上他们的姓名、家庭住址、亲人联系方式等，以便他人发现后报警或者送回。黄手环还可作为患者的特别标识，容易引起路人关切，最终能帮助他们早日回家。从患者确诊的那天起，医院、亲属就应该为他们戴上黄手环。

（2）生活照护。老年痴呆患者的居住环境应安静、通风、舒适、光线良好。家里最好不要铺放活动的地毯，以免被绊倒。家具应相对固定摆放合适，家具边缘加防撞条，避免撞碰伤。柜子、抽屉外面做上标识，日用品摆放在相对固定、醒目的位置。最好不要放置刀等锋利器具类危险物品。床上有护栏、安全扶手，轮椅有安全带。

（3）饮食照护。食物宜简单、软滑、清淡，温度适宜，易咀嚼，易消化。餐具应易拿、易握、易持，不易碎。进餐时间和地点宜相对固定，给他们足够的进餐时间，餐后应查看口腔内有无食块残留，协助漱口。对拒绝进食的患者，不应强迫或呵斥，不要强制喂食，最好在转移注意力后再尝试让他们进食。当他们情绪不稳定时，宜暂缓进食，避免发生噎食。定时提醒他们饮水或协助喂水，保证每日饮水量。应观察、记录他们的排便情况，及时发现尿潴留、便秘等异常状况。

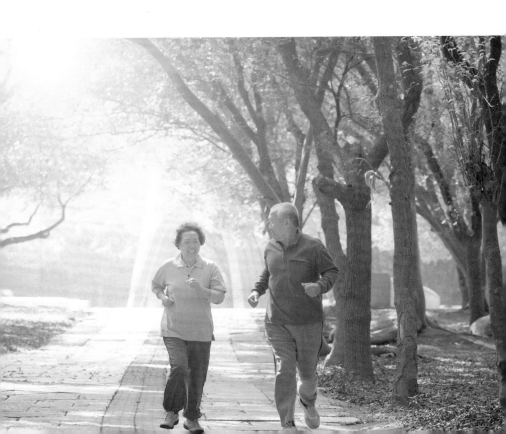

健康贴士

2014 年美国老年精神病学会发布了老年痴呆的 7 个风险因素：抑郁、糖尿病、吸烟、中度肥胖、中年高血压、低受教育程度、缺乏锻炼。我们可以从以下几个角度预防其中一些风险因素。

1. 生活规律

年轻时就要戒烟限酒、心态平和、规律作息，养成良好的生活习惯并保持终身。

2. 注重营养

多吃新鲜蔬菜和水果，补充维生素，合理膳食营养，少糖少盐，控制体重，促进新陈代谢。

3. 适当运动

多做一些手指运动，如打牌、下棋，促进思考和手指灵活运用。还可以参加一些兴趣班，不让自己的头脑闲下来。

4. 预防疾病

定期监测血压、血糖、血脂及体重，预防脑血管疾病。

5. 鼓励陪伴

不要责怪老人，多给予鼓励和表扬，让老人保持心情愉悦。可以多陪伴老人，鼓励他们讲述自己的"陈年往事"，这样既可以做记忆训练，又能锻炼老人的语言能力。

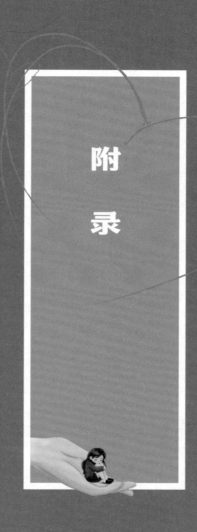

附

录

常用心理量表

本附录共有五个常用心理自评量表，包括一般健康问卷（GHQ-12）、失眠严重指数量表（ISI）、睡眠日记、焦虑自评量表（SAS）、抑郁自评量表（SAS）。本附录量表均为自评量表，只可用于自测，结果仅供参考，不能作为精神障碍的诊断标准。如在自测过程中发现问题，请及时到专科医院就诊。

表1　　　　　一般健康问卷（GHQ-12）

指导语：这是一份用来了解人们一般心理健康状况的问卷，共有12条文字，请仔细地阅读每一条，把意思弄明白。然后根据您最近1个月的实际情况和您平时的状况相比，圈出最合适的回答。每一条只能圈一个回答，不要多圈，也不要漏圈。每题四个选项，分值依次为0、0、1、1。

1.因为担忧而睡眠太少	毫不	与平时差不多	比平时少些	比平时少很多
2.总是感到精神紧张	毫不	与平时差不多	比平时多些	比平时多很多
3.做事情时能够集中注意力	比平时好	与平时一样	比平时差	比平时差很多
4.感到您在各方面起着有用的作用	比平时有用	与平时一样	比平时少	比平时少很多
5.能够敢于面对您的问题	比平时多一些	与平时一样	比平时差	比平时差很多

6. 感到对一些事情能够做出决定	比平时容易	与平时一样	比平时难	比平时难很多
7. 感到无法克服您的困难	毫不	与平时差不多	比平时多些	比平时多很多
8. 碰到事情有合情合理的高兴	比平时多一些	与平时一样	比平时少些	比平时少很多
9. 喜爱您的日常活动	比平时喜爱	与平时一样	不如平时喜爱	比平时差很多
10. 感到不高兴和压抑	毫不	与平时差不多	比平时多些	比平时多很多
11. 对自己失去信心	毫不	与平时差不多	比平时多些	比平时多很多
12. 想到自己是一个没用的人	毫不	与平时差不多	比平时多些	比平时多很多

评定说明：依据为"和平时相比"（即有了什么样的变化）。某一条目所述情况和平时相比较，是"差不多""差一些"，还是"差得多"，或者是"多一些"或"多得多"。

结果分析：0 分为无临床意义的症状，1 分为有症状。总分为 GHQ 的最主要的统计指标。总分越高，心理健康水平越差。按 0-0-1-1 计分法，总分的范围为 0 ～ 12 分。其分界值推荐为 3 分。

表2　　　　　失眠严重指数量表（ISI）

指导语：这是一份用来了解人们失眠严重程度的问卷，共有7条文字，请仔细地阅读每一条，把意思弄明白。然后根据您最近2周的实际情况和您平时的状况相比，将最合适的分值填写在每条后面的内。

1. 描述你当前（或最近2周）入睡困难的严重程度　　　　　　□
无（0）轻度（1）中度（2）重度（3）极重度（4）

2. 描述你当前（或最近2周）维持睡眠所产生困难的严重程度　　　□
无（0）轻度（1）中度（2）重度（3）极重度（4）

3. 描述你当前（或最近2周）早醒的严重程度　　　　　　　□
无（0）轻度（1）中度（2）重度（3）极重度（4）

4. 对你当前睡眠模式的满意度　　　　　　　　　　　□
很满意（0）满意（1）一般（2）不满意（3）很不满意（4）

5. 你认为你的睡眠问题多大程度上干扰了日间功能　　　　　□
（如导致日间疲劳、影响处理工作和日常事务的能力、注意力、记忆力、情绪等）
无（0）轻度（1）有些（2）较多（3）很多干扰（4）

6. 与其他人相比，你的失眠问题对生活质量有多大程度地影响或损害　□
无（0）一点（1）有些（2）较多（3）很多（4）

7. 你对自己当前的睡眠问题有多大程度的焦虑和痛苦　　　　□
无（0）一点（1）有些（2）较多（3）很多（4）

评定说明：总分等于每个问题得分总和。

结果分析：无显著失眠：0～7；轻度失眠：8～14；中度失眠：15～21；重度失眠：22～28。

表3　　　　　　　　睡眠日记

西方精神病学研究所和临床睡眠与生物学中心的匹兹堡睡眠日记（PghSD）

请将睡眠日记放在你的床边，睡前的最后一件事及醒来的第一件事就是填写好它。一页用来记录一晚的睡眠，每晚最后的一件事就是填写好 A 栏，B 栏是醒来后第一时间填写。我们知道很难准确地估计入睡时间及夜间醒来的时间，你只需要填写最接近的就好。

当回答关于你睡得怎么样、机警程度及醒来的情绪，请考虑你个人的独自情况来填写。填写一个最能代表你当时感觉的分数。我们会用一个水平来作答，而非要你做一个"是"或"否"的回答，但你可以在范围内做出一个最接近的答案。

姓名：_____　　　　　身份证号：_____

睡眠日记　　　　　　　　睡眠时间　　　在床时间

请你填写好这部分作为睡前的最后一件事。

天数：_____　　　　　日期：_____

今天，你什么时间吃（如果没有，则写"无"）

早餐：　　　　　　　　　午餐：

在每个时间段你有以下哪些行为？（如果没有，则留白）

	早餐前或早餐时	早餐后到午餐前	午餐后到晚餐前	晚餐后
含咖啡因的饮料				
含酒精的饮料				
抽烟				
雪茄/烟斗/嚼烟				

你今天用了什么药物？（处方药或非处方药）

药 名	用药时间	剂 量

你今天做了哪种运动？（如果没有，在后面画"√"）□

开始时间：_____ 结束时间：_____ 哪类运动：_____

开始时间：_____ 结束时间：_____ 哪类运动：_____

白天小睡了多少次？（如果没有，写0）_____，写出每次的时间：

开始时间：_____ 结束时间：_____

开始时间：_____ 结束时间：_____

开始时间：_____ 结束时间：_____

请你填写好这部分，作为醒来的第一件事。

天数：_____ 日期：_____

昨晚上床睡觉的时间：_____

熄灯的时间：_____

多少分钟才入睡：_____

最终醒来时间：_____

如何醒来（选择一个）：闹钟/广播□ 吩咐其他人唤醒□ 吵醒□ 自然醒□

入睡后，夜间醒来的次数（画圆圈）：

0   1   2   3   4   5或者更多

醒来的总时间：____分钟

——醒来上厕所次数：   0 1 2 3 4 5 或者更多

——给噪声/孩子/一起睡的人吵醒：   0 1 2 3 4 5 或者更多

——因不舒服或者身体不适而醒来：   0 1 2 3 4 5 或者更多

——自然醒：   0 1 2 3 4 5 或者更多

评级（在横线上标出）：

睡眠质量：

非常差 ———————————————————— 非常好

最后醒来的情绪：

非常紧张 ———————————————————— 非常平静

最后醒来时的清醒程度：

非常昏沉沉的 ———————————————————— 非常清醒

睡眠日记：一周一览表

姓名：_____   日期：_____

醒来后马上填写

B 栏	星期一	星期二	星期三	星期四	星期五	星期六	星期日		平均
睡觉时间（时钟时间）									
起床时间（时钟时间）									
睡觉时间（距晚上 11 点的偏离值）									
起床时间（距早晨 7 点的偏离值）									
SL 睡眠潜伏期（分钟）									
NOA 醒来次数（#）									
WASO 入睡后觉醒时间（分钟）									
TOB 总离床时间（分钟）									
TST 总睡眠时间（分钟）									

睡眠效率及在床时间可以自动计算。

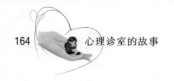

在上床前填写，描述你今天的感受：

A 栏	星期一	星期二	星期三	星期四	星期五	星期六	星期日		平均
典型的一天（是 / 不）									
疲劳（无 0–1–2–3–4–5 很多）									
压力（无 0–1–2–3–4–5 很多）									
警觉（无 0–1–2–3–4–5 很多）									
集中（无 0–1–2–3–4–5 很多）									
情绪（无 0–1–2–3–4–5 很多）									
运动时间（分钟）									
今天在户外的时间（分钟）									
# 酒精饮料									
今天处方用药（有 / 无）									
今天非处方药（有 / 无）									
今天疼痛（无 0–1–2–3–4–5 很多）									
健康（无 0–1–2–3–4–5 很多）									
今天月经（有 / 无）									
痛经（无 0–1–2–3–4–5 很多）									

请在纸的背面注明今天不是典型的一天的原因及已经用了什么药、怎么用法。

表 4　　　　焦虑自评量表（SAS）

指导语：下面有 20 条文字，请仔细阅读每一条，把意思弄明白，然后按照自己最近一周以来的实际情况进行选择。1：很少 = 没有或很少时间。2：有时 = 少部分时间。3：经常 = 相当多时间。4：持续 = 绝大部分或全部时间。

1. 觉得比平常容易紧张和着急	1	2	3	4
2. 无缘无故地感到害怕	1	2	3	4
3. 容易心里烦乱或觉得惊恐	1	2	3	4
4. 觉得可能要发疯	1	2	3	4
5. 觉得一切都很好，也不会发生什么不幸	1	2	3	4
6. 手脚发抖打颤	1	2	3	4
7. 因为头痛、头颈痛和背痛而苦恼	1	2	3	4
8. 感觉容易衰弱和疲乏	1	2	3	4
9. 觉得心平气和，并且容易安静地坐着	1	2	3	4
10. 觉得心跳得很快	1	2	3	4
11. 因为一阵阵头晕而苦恼	1	2	3	4
12. 有晕倒发作或觉得要晕倒似的	1	2	3	4
13. 吸气呼气都感到很容易	1	2	3	4
14. 手脚麻木和刺痛	1	2	3	4
15. 因为胃痛和消化不良而苦恼	1	2	3	4
16. 常常要小便	1	2	3	4
17. 手脚常常是干燥温暖的	1	2	3	4
18. 脸红发热	1	2	3	4
19. 容易入睡并且一夜睡得很好	1	2	3	4
20. 做噩梦	1	2	3	4

评定说明：第 5、9、13、17、19 题，1=4 分，2=3 分，3=2 分，4=1 分。其余题目，1=1 分，2=2 分，3=3 分，4=4 分。把 20 题的得分相加为粗分，粗分乘以 1.25 取整数，即得到标准分。

结果说明：中国焦虑评定的分界值为 50 分，分数越高，焦虑倾向越明显。49 分及以下为正常；50 ~ 59 分为轻度；60 ~ 69 分为中度；69 分以上是重度。

表5　　　抑郁自评量表（SDS）

指导语：仔细阅读每一条目，然后根据最近一周以内你的实际感受，选择一个与自身情况最符合的答案。1：没有或很少时间有该项症状。2：小部分时间。3：相当多的时间。4：绝大部分时间或全部时间。

1. 我觉得闷闷不乐，情绪低沉	1	2	3	4
2. 我感到早晨心情最好	1	2	3	4
3. 我要哭或想哭	1	2	3	4
4. 我夜间睡眠不好	1	2	3	4
5. 我吃饭像平时一样多	1	2	3	4
6. 我与异性密切接触时和以往一样感到愉快	1	2	3	4
7. 我发觉我的体重在下降	1	2	3	4
8. 我有便秘的苦恼	1	2	3	4
9. 我的心跳比平时快	1	2	3	4
10. 我无缘无故感到疲劳	1	2	3	4
11. 我的头脑像平时一样清楚	1	2	3	4
12. 我觉得经常做的事情并没困难	1	2	3	4
13. 我觉得不安而平静不下来	1	2	3	4
14. 我对未来抱有希望	1	2	3	4
15. 我比平时容易生气激动	1	2	3	4
16. 我觉得做出决定是容易的	1	2	3	4
17. 我觉得自己是个有用的人，有人需要我	1	2	3	4
18. 我的生活过得很有意思	1	2	3	4
19. 我认为如果我死了，别人会生活得更好	1	2	3	4
20. 平常感兴趣的事我现在仍然感兴趣	1	2	3	4

　　评定说明：心理测评仅供参考。第2、5、6、11、12、14、16、17、18、20题，1=4分，2=3分，3=2分，4=1分。其余题目，1=1分，2=2分，3=3分，4=4分。总粗分乘以1.25即为标准分。

　　结果分析：按中国常模结果，抑郁评定的分界值标准分为53分。标准分低于53分，说明你的心理状况正常；超过标准分53分，说明你有抑郁症状。分值越高，说明抑郁症状越严重。标准分（中国常模）：轻度抑郁：53～62分；中度抑郁：63～72分；重度抑郁：>72分。

参考文献

[1] 陆林 . 沈渔邨精神病学 [M].6 版 . 北京：人民卫生出版社，2018.

[2] 郭念锋 . 心理咨询师 [M]. 北京：民族出版社，2005.

[3] 赵忠新 . 睡眠医学 [M]. 北京：人民卫生出版社，2016.

[4] American Academy of Sleep Medicine. 睡眠障碍国际分类（International Classification of Sleep Disorders）[M].3 版 . 北京：人民卫生出版社，2017.

[5] 孙伟 . 失眠疗愈 [M]. 北京：世界图书出版有限公司，2018.

[6] 余周伟 . 睡眠公式 [M]. 北京：电子工业出版社，2021.

[7] 陆林 . 睡眠那些事儿 [M]. 北京：北京大学医学出版社，2017.

[8] 张斌 . 失眠的认知行为治疗逐次访谈指南 [M]. 北京：人民卫生出版社，2012.

[9] 国家卫生健康委医政医管局 . 精神障碍诊疗规范 [M]. 北京：人民卫生出版社，2020.

[10] 杨权 . 认识抑郁症 [M]. 北京：人民卫生出版社，2003.

[11] 李凌江，马辛 . 中国抑郁障碍防治指南 [M].2 版 . 北京：中华医学电子音像出版社，2017.

[12] 施慎逊 . 精神病学高级教程 [M]. 北京：中华医学电子音像出版社，2019.

[13] 曾文星 . 儿童的心理与辅导 [M]. 北京：北京大学医学出版社，2001.

[14] 林红，王成彪 . 父母与子女的心理辅导：呵护孩子心灵成长 [M]. 北京：北京大学医学出版社，2012.

[15] [美] 爱德华·哈洛韦尔，约翰·瑞提 . 分心不是我们的错 [M]. 太原：山西教育出版社，2011.

[16] [德] 伊丽莎白·奥斯特 - 克劳斯，佩特拉·玛利亚·哈姆 . 坐不住

和想入非非的孩子 [M]. 北京：朝华出版社，2021.

　　[17] [法] 卢多维克·吉凯尔，莫里斯·科尔科 . 青少年自残行为 [M].
上海：上海社会科学院出版社，2016.

　　[18] 杨晓玲，蔡逸周 . 解密孤独症 [M]. 北京：华夏出版社，2007.

　　[19] 边玉芳，钟惊雷，周燕，等 . 青少年心理危机干预 [M]. 上海：华东
师范大学出版社，2010.

　　[20] 林崇德，董奇 . 中学生心理健康教育 [M]. 北京：中国轻工业出版
社，2019.

　　[21] 曾文星 . 青少年的心理与辅导 [M]. 北京：北京大学医学出版社，
2001.

　　[22] 郑毅，刘靖 . 中国注意缺陷多动障碍防治指南 [M]. 北京：中华医学
电子音像出版社，2015.

　　[23] 王帅，杨超，周玉明，等 . 儿童青少年网络成瘾与精神障碍共病的
研究进展 [J]. 中华精神科杂志，2017，50(6)：469-471.

　　[24] 陈慧，周建松 . 非自杀性自伤行为的成瘾特征研究进展 [J]. 中华精
神科杂志，2022，55(1)：64-68.

　　[25] 吕艳华，段志光 . 国际孤独症谱系障碍研究的知识图谱分析 [J]. 中
华精神科杂志，2020，53(4)：339-346.

　　[26] 胡建，陆林 . 中国物质使用障碍防治指南 [M].2 版 . 北京：中华医学
电子音像出版社，2017.

　　[27] 陈圣祺 . 名医谈社区精神卫生康复 [M]. 上海：第二军医大学出版
社，2010.

　　[28] 郑莉君 . 健康心理学 [M]. 北京：中国人民大学出版社，2014.

　　[29] 于欣，方贻儒 . 中国双相障碍防治指南 [M].2 版 . 北京：中华医学电
子音像出版社，2015.

　　[30] 贾建平 . 神经病学 [M].6 版 . 北京：人民卫生出版社，2011.

　　[31] 贾建平 . 中国痴呆与认知障碍诊治指南 [M]. 北京：人民卫生出版
社，2011.

　　[32] 王凤，王丽娜，洪立，等 . 中文版罗兰通用痴呆量表的信效度检验
[J]. 中华精神科杂志，2021，54(3)：197-203.